過食症サバイバルキット

ひと口ずつ,少しずつよくなろう

GETTING BETTER BIT(E) BY BIT(E)
A survival kit for sufferers of bulimia nervosa and binge eating disorders
Ulrike Schmidt & Janet Treasure

ウルリケ・シュミット
ジャネット・トレジャー ◆著

友竹　正人
中里　道子 ◆訳
吉岡美佐緒

金剛出版

GETTING BETTER BIT(E) BY BIT(E)
by Ulrike Schmidt & Janet Treasure.

Copyright ©1993 by Psychology Press Ltd. All rights reserved
Japanese Translation rights arranged with Taylor & Francis
Books Ltd in UK through The Asano Agency, Inc in Tokyo.

謝　辞

　挿絵を描いてくれたトム・トレジャーに深く感謝します。ジェイン・ティラーはいくつかの症例を本書のために提供してくれました。デイヴ・アトウェル，ケイト・トロッター，ベッキー・トラウラー，ニック・トゥループは本書の原稿に目を通して，アドバイスをしてくれました。また，原稿の作成を手伝ってくれたジャニス・メイに深く感謝します。

　本書の執筆は，私たちがジェラルド・ラッセル教授の指導のもとモーズレイ病院摂食障害ユニットで勤務しているときに始められました。

　本書の印税はすべて，精神保健基金（Mental Health Foundation）と摂食障害協会（Eating Disorders Association）の活動に使われることになっています。

　最後になりましたが，私たちの患者さんに深く感謝します。多くの患者さんのコメントやアイデアが本書の執筆に際してかけがえのないものとなりました。

この本を読み始める前に

　翻訳に際しては，以下のような方針で作業を行ないました。
　原書の"Getting better bit(e) by bit(e): A survival kit for sufferers of bulimia nervosa and binge eating disorders"は1993年に初版されているため，章の最後に掲載されている「参考図書」はやや年代が古くなっていますが，これらについては今回の訳本でも「参考図書」としてそのままの形で記載するようにしました。その中で，邦訳されているものについては，訳者がインターネットなどを用いて検索できた範囲内で邦題を併記するようにしました。
　また，英国と日本の医療制度や組織の違いから，そのまま訳したのでは日本の読者が理解することがむずかしいと思われる箇所については，日本の実情に合うように訳出を工夫しました。さらに，読者の理解を手助けするために何らかの解説が必要と思われるものについては，[　]内に訳者注として記載しました。
　訳文の文体については多くの読者に読みやすい文章となることを第一に考え，できるだけ，普段私たちが使っている平易な言葉を用いるようにしました。

訳　　者

過食症サバイバルキット　目次

謝　　辞 …… *3*
この本を読み始める前に …… *4*

はじめに
…… *11*

いくつかの注意点
この本によってできること，できないこと

第1章
前進するための道のり
…… *16*

私は過食症なの？
この本の使用法
はじめのステップ
未来へ向けて
前に進む決断をしよう
回復への旅の計画を立てるために

第2章
旅立ちの道具箱
…… *30*

食事日誌の書き方
過去の問題を乗り越えるために

第3章
ダイエットは危険
…… *41*

「美」の基準は見る人によって違う
健康的な体重って？
ダイエットは健康に悪い
私はどれだけ食べればいいの？
体と協力して最良の体重とスタイルを見つけよう
食事のコントロールを学び直す

第4章
過食，だらだら食い，強迫的大食
胃袋はまるでブラックホール
…… *56*

なぜ私は食事がコントロールできないの？
過食をやめる方法
もし失敗したら

第5章
嘔吐，下剤，利尿剤
ケーキは食べるとなくなるもの
…… *66*

- 事実と向き合おう
- 不安になることが正しい理由
- あなたの体重コントロール法は？
- 嘔吐をやめる方法
- 下剤や利尿剤，その他の薬剤の乱用をやめる方法

第6章
自分の体を好きになろう
…… *76*

- 体型について学んでみよう
- 自分の体を知ろう
- 自分の体をいたわろう
- 体とともに生きていくために

第7章
ジャック・スプラットのおかみさん
肥満は健康にいいかも
…… *85*

- 肥満が健康に及ぼすリスク
- 絵に描いたパイ
- ロンリー・ハート
- 体を振って運動しよう

第8章
再発について
「ふりだし」に戻らないために
…… *100*

- 再発を防ぐために
- 再発してしまったら
- 女性の仕事はエンドレス

第9章
子ども時代の心の傷
…… *105*

- 性的虐待
- できごとの意味を理解しよう
- 自分を責めないために
- 虐待の影響を乗り越えるために
- 人間不信を克服するために
- 過去を乗り越えるために

第10章
食は思考の糧
…… *120*

「穴の中のカエル」
悲観的なシナリオ
人生はひどいもの？
罪悪感に苦しんでいませんか？
みんなを喜ばせたがる人
コントロールという名の独裁
さあ，次はあなたの番です
恥はかきすて

第11章
心の声を見つけよう
…… *137*

自己主張できるようになるために
平穏な生活を送るために
自己主張スキルの基本ルール
自己主張スキルの実践編

第12章
破滅への誘惑
…… *146*

アルコールとドラッグ，破滅への道
私はアルコール依存症なの？
ロシアンルーレットは好きですか？
もしも私がお金持ちだったなら……

第13章
あなたを取り巻く人たち
親，パートナー，子ども，友だち
…… *157*

スウィート・ホーム
友だちについて
セックスについて
子どもについて

第14章
生きるために働くか，働くために生きるのか
…… *172*

仕事に関する一般的な問題

| 第15章
回復への旅は終わったの？　それともまだ続くの？
……181 | まだ歩み出せないのであれば？
それでも夢を見続けますか？
回復への道のり——未知の世界への旅 |

付録　食事日誌 …… 185
訳者あとがき …… 186

過食症サバイバルキット
ひと口ずつ，少しずつよくなろう

はじめに

　最近，テレビや新聞，雑誌などでは摂食障害についての関心が高まっていますが，このようなメディアの関心は過食症についての正しい情報を提供するというよりはむしろ，これを美化する傾向にあるようです。多くの人にとって，過食症はいまだに謎に包まれた病気です。また，過食症の原因や健康上のリスク，どうすれば克服できるかという問題については，誤解や間違った情報が氾濫しています。患者さんの住む地域によっては，いまだに専門的な治療を受けることがむずかしい状況です。また，友だちや家族はどのように援助すればよいのかわからず，途方に暮れてしまうこともよくあります。摂食障害をかかえる人に対して冷たい態度をとる医師もいて，患者さんの罪悪感や孤独感を強めてしまう場合もあります。

　この本はもともと，モーズレイ病院の摂食障害外来に通院している過食症の患者さんのために書かれたものです。私たちが診ている患者さんの多くは，この病気がもつさまざまな側面についての基本的な情報と，どのようにすれば克服できるかについての簡潔で具体的なアドバイスを求めています。私たちの外来や他の摂食障害のクリニックで行なわれている精神療法のプログラムは，このような課題に取り組もうとしています。この本には，私たちが過食症の治療において欠かせないと考えていることが簡潔にまとめられています。この本は私たちの外来を訪れる多くの摂食障害の患者さんに手渡されていますが，この本の内容に対するポジティブな反響に私たちはとても勇気づけられてきました。患者さんの多くはこの本を読むことによって，摂食障害に立ち向かう力や，さらには人生におけるさまざまな困難を解決する力を得ることができたと感じました。また，自分がどうしたいのかまだよくわからないという患者さんにとっても，この本は自分の問題をよりよく理解し，治療を受けるべきかどうかを決めるための手助けとなりました。

この本はまた，あなたが回復へと向かう旅をするのを手伝うガイドブックとなることでしょう。変化するための旅に出るのはあなた自身ですが，私たちはそのための地図を提供し，旅の途中での危険や落とし穴を指し示したいと思っています。

　過食症という，今まで慣れ親しんできた世界で暮らす安心感を手放して旅立つことに，あなたは複雑な気持ちを抱いていることでしょう。あなたは現状が危険に囲まれているとわかっていても，今まではその危険が目に入らないように煙幕を張ってきたのかもしれませんね。慰めも保護も得られないかもしれない新しい世界に入って行くのは，とても恐ろしいことだと思います。この本には，あなたよりも一足先に回復への旅をした人たちの体験談がたくさん収められています。多くの患者さんが，この本の作成にあたって協力してくれたのです。あなたと同じように苦しんでいる人がいるということを知ってもらうために，その体験や苦しみをこの本の中で紹介しました。

　この本は，あなたが自滅的な思考パターンに陥らないように手助けしてくれます。この本には回復への旅をするのに必要な道具が収められています。過食症のままでいれば短期的にはプラスになることもあるかもしれませんが，それをよりよい，より長続きする他の何かに置き換えるために，あなたがどのように変化すればよいのかをこの本は教えてくれるでしょう。

　この本を用いることで，あなたは旅の途中での困難を予測し，それに備えることができるでしょう。最初は不快なことが起きるかもしれません。例えば，慣れない運動をすると，今まで使っていなかった筋肉を使うので，一時的に筋肉痛が生じるのと同じです。しかし，最終的には自分自身の新たな長所を発見できることでしょう。

　誰もが最初からうまくいくとは限りません。失敗や再発はつきものです。しかし，失敗や再発からあなたは何かを学べるはずです。思うように変化の過程を進むことができず，ゴールに達するためには何度もチャレンジを繰り返さなければならない人もいるでしょう。一方で，比較的容易に旅を終える人もいるかもしれません。

　回復への旅がどれくらい長くかかるかは，人によってさまざまです。

3カ月というのが平均的な期間だと考えられています。しかし，一度旅を終えても，過食症が再発しないようにするために，その後の数年間は時々この本を読み返してみる方がよいでしょう。

「自分ではどうすることもできないわ。トライしてみたけれど，私の問題は深刻すぎるのよ。誰かに代わって欲しいくらいだわ」とあなたは思うかもしれませんね。しかし，どのような治療法も，あなた自身が積極的に取り組まなければうまくいかないものです。あなたが真剣に取り組めば取り組むほど，過食症を克服できる可能性が高くなるのです。あなたはすぐにでも始めたいと思っているかもしれませんね。しかし，私たちはあなたがこの本を読んで頭で理解したからといって，ただちに過食症から回復すると思っているわけではありません。まず，乱れた食事パターンを改善しようと決心すれば，それは回復への旅の重要な第一歩を踏み出したことになり，旅が終わる頃にはあなたはより自由に，より自信が持てるようになっていることでしょう。

いくつかの注意点

摂食障害の患者さんの多くは，家族やパートナーに説得されてはじめて自分のかかえる問題に取り組み始めます。しかし，この本が役に立つのは，「あなた自身」が「自分のため」に本気でよくなりたいと思っている場合だけです。変化するための心の準備ができていなかったり，誰か他の人のために変化したいというだけでは，この本は役に立ちません。心の準備ができているのかどうかを確かめるために，第1章を読んであなたの「過食症バランスシート」（19ページを参照）を作り，いつでもそれを見ることができるように，バッグかポケットに入れて持ち歩くようにしてください。

これからの数週間は，むずかしいことを数多く行なうように指示されるでしょう。「よくなりたい」と固く決心していたとしても，道のりはけっして平坦ではありません。上手に乗り切るための最善の方法は，うまくいかない日があったとしても，終わってしまったことはくよくよ考えないことです。

あなたはこの本をあたかも過食するかのように短時間で一気に読んでしまい，部屋の隅に放り投げて，「こんなことは全部知っていた」と思うかもしれませんね。しかし，自分自身に正直になれば，それは真実ではないということに気づくでしょう。ですから，各章をゆっくりと消化しながら読み進んでいってください。

この本によってできること，できないこと

この本を読むとすぐに過食症がすっかり治ってしまうというわけではありません。しかし，この本はあなたの病気がよくなることを手助けしてくれ，その結果，あなたは摂食障害によって支配された人生から抜け出すことができるでしょう。この本は，なぜあなたが摂食障害になったのかを理解するために書かれたものではありません。原因を理解することは困難であることが多く，また，それには時間がかかるものです。原因がまったくわからないこともあります。摂食障害になった原因を理解することは重要なことですが，原因がわかったからといって摂食障害の症状が改善するというわけではありません。この本の目的は，摂食障害をかかえる人がその症状を改善して，自分らしく生活することができるようになることを手助けすることにあります。摂食障害の症状がいったん改善すれば，根底にある原因がはっきりと浮かび上がってくることがよくあります。その時点で，明らかになった原因に対してさらに治療が必要かどうかを判断することができるでしょう。

参考図書

Abraham, S., & Llewellyn-Jones, D. (1992). *Eating Disorders — The facts*. Oxford: Oxford Medical Publications. （スザンヌ・アブラハム，D・ルウェリン・ジョーンズ著；中根允文，藤田長太郎訳（1989）摂食障害の事実．星和書店．）

Buckroyd, J. (1989). *Eating your heart out. The emotional meaning of eating disorders*. London: MacDonald Optima.

Dana, M., & Lawrence, M. (1989). *Women's secret disorder. A new understanding of bulimia*. London: Grafton Books.

Duker, M., & Slade, R. (1990). *Anorexia and bulimia — How to help*. Milton Keynes: Open University Press.

French, B. (1987). *Coping with bulimia. The binge-purge syndrome.* Wellingborough: Thorsons Publishing Group.

Hollis, J. (1985). *Fat is a family affair. A guide for people with eating disorders and those who love them.* Center City, MN: Hazelden.

Lawrence, M. (ed.) (1987). *Fed Up and Hungry.* London: Women's Press.

Melville, J. (1983). *The ABC of eating. Coping with anorexia, bulimia and compulsive eating.* London: Sheldon Press.

Orbach, S. (1978). *Fat is a feminist issue.* London: Hamlyn Paperbacks. （スージー・オーバック著；落合恵子訳（1994）ダイエットの本はもういらない．飛鳥新社.）

Orbach, S. (1984). *Fat is a feminist issue 2.* London: Hamlyn Paperbacks.

Roche, L. (1984). *Glutton for punishment. A personal story of the bingeing / starving syndrome.* London: Pan Books.

Singh, J., & Rosier, P. (1990). *No body's perfect. Dealing with food problems.* Dublin: Attic Handbooks.

第1章

前進するための道のり

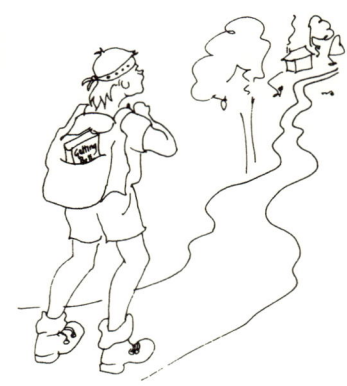

私は過食症なの？

　食べ過ぎてしまうことで困っている人に対して，星の数ほどの呼び名がつけられています。あなたは強迫的大食，過食症，ブリミア，むちゃ食い障害といった言葉に出会ったことがありませんか？　こうした呼び名は互いに多くの部分が重なり，共通しています。過食の問題は，どのような体重（やせ，標準，肥満）の人にも起こりえます。この本は，上に挙げたような病名に当てはまる人のために書かれました。もしもあなたが，自分が当てはまるのかどうか知りたければ，表 1.1 のテスト（過食症状調査票）をやってみてください。

　あなたの重症度尺度が5点以上であれば，あなたは現在，摂食障害である可能性がかなり高いです。また，症状尺度が15点以上であれば，あなたは摂食障害の基準に当てはまるような思考パターン，態度を数多く示していて，そのために明らかに煩わされていることでしょう。

この本の使用法

　多くの人がそうであるように，あなたは本を読むときに一番最後のペ

ージや真ん中をまず開いて，それからぱらぱらとページをめくり，面白そうな章から読み始めるかもしれませんね。原則的には，この本をそのように読んでもかまわないのですが，読み始める前にあなたに知っておいて欲しいことがいくつかあります。第1〜6章までが中心となる章で，あなたが不健康な食習慣を変えるために必要なすべてのステップを教えてくれます。第1〜6章までを通して読むことが賢明ですが，その際，好きな章から読み進めてもかまいません。これらの章を読めば，「過食症を克服したい」というあなたの決意が正しいのか，あなたにその覚悟ができているのかどうかがわかるでしょう。

　もし食習慣の問題に加えてあなたが肥満であれば，さらに第7章もはじめに読んでみてください。

　第8〜14章では，摂食障害と生活全般との関係について述べています。これらの章を，第1〜6章を読み終えた後，好きな順番で自分のペースで読み進めてください。そうすることで，あなたは生活のさまざまな場面にひそむ問題を見つけ，あなたの摂食障害の一因となっている問題や，病気を治りにくくしている要因に気づくことができるでしょう。

　もしもあなたに現在，大量飲酒やドラッグ使用の習慣があれば，第12章を早めに読みましょう。あなたがドラッグやアルコールの問題をかかえていたら，摂食障害をコントロールすることがよりいっそうむずかしくなるので，早いうちにこれらの問題と取り組んで解決してしまいましょう。第12章は，あなたのアルコール・薬物依存の重症度を判定し，これにどう対処したらよいのかを決めるのに役立つでしょう。

はじめのステップ

さあ，回復へ向けて出発する準備ができましたか？

　回復への旅に出かける前に，基本的な情報を知るためには，中心となる章（第2〜6章）にざっと目を通してみることが大切です。

　まず，第2〜6章を読んでみましょう。その中に書かれている指示にすぐに従ってみる必要はありません。ここでの指示は，さらっと斜め読みしてください。「基本的な情報がつかめた」と確信が持てるようにな

表 1.1　過食症状調査票（Bulimic Investigatory Test, Edinburgh）

質　問	点　数
1. 毎日規則正しい食事をしていますか　はい（0）・いいえ（1）	_____
2. きついダイエットをしていますか　はい（1）・いいえ（0）	_____
3. 1回でもダイエットがくずれると，失敗したと思いますか 　　はい（1）・いいえ（0）	_____
4. ダイエットをしていないときでも，食物のカロリーを計算しますか 　　はい（1）・いいえ（0）	_____
5. 一日中何も食べないことがありますか　はい（1）・いいえ（0）	_____
6.「はい」の場合，その回数はどのくらいですか 　　めったにない（1）・ときたま（2）・1週間に1回くらい（3） 　　1週間に2，3回くらい（4）・2日に1回以上（5）	_____
7. 減量するために以下のことをしていますか，数字に○をつけてください 　　　　　　　ない　たまに　週1回　週2,3回　毎日　1日2,3回　5回以上 　　やせ薬　（0）　（2）　（3）　（4）　（5）　（6）　（7） 　　利尿薬　（0）　（2）　（3）　（4）　（5）　（6）　（7） 　　下剤　　（0）　（2）　（3）　（4）　（5）　（6）　（7） 　　嘔吐　　（0）　（2）　（3）　（4）　（5）　（6）　（7）	_____
8. 食生活で，日常生活がかなり妨げられていますか 　　はい（1）・いいえ（0）	_____
9. 毎日の生活が食べ物で支配されていると思いますか 　　はい（1）・いいえ（0）	_____
10. 気分が悪くなるまで食べ続けることがありますか 　　はい（1）・いいえ（0）	_____
11. 食べ物のことしか考えていないときがありますか 　　はい（1）・いいえ（0）	_____
12. 人と一緒に食べるより自分ひとりで食べたいと思いますか 　　はい（1）・いいえ（0）	_____
13. いつも自分で食べるのをやめようと思ったときにやめられますか 　　はい（0）・いいえ（1）	_____
14. 食べたくてたまらない強い衝動を感じることがありますか 　　はい（1）・いいえ（0）	_____
15. 心配したときにたくさん食べる傾向がありますか 　　はい（1）・いいえ（0）	_____
16. 太るのがとても怖いですか　はい（1）・いいえ（0）	_____
17. 食事以外に，大量の食べ物を短時間で食べることがありますか 　　はい（1）・いいえ（0）	_____
18. 自分の食習慣を恥ずかしいと思いますか　はい（1）・いいえ（0）	_____
19. 食べる量をコントロールできないので困っていますか 　　はい（1）・いいえ（0）	_____
20. 気晴らしのために食べますか　はい（1）・いいえ（0）	_____

21. 「もったいない食い」をしませんか　はい（0）・いいえ（1）	_____
22. 食べた量をごまかそうとしますか　はい（1）・いいえ（0）	_____
23. 空腹の程度で食べる量を決められますか　はい（0）・いいえ（1）	_____
24. 今までに過食したことがありますか　はい（1）・いいえ（0） 　　　24 の答えが「はい」の場合，25 ～ 29 について答えてください	_____
25. 過食をしたとき，自分がみじめだと思いますか 　　はい（1）・いいえ（0）	_____
26. 過食をするのは，ひとりのときだけですか　はい（1）・いいえ（0）	_____
27. 過食をしている場合は，回数はどのくらいですか 　　ごくまれにある（1）・月に1回くらい（2） 　　週に1回くらい（3）・週に2，3回くらい（4） 　　日に1回くらい（5）・日に2，3回くらい（6）	_____
28. 過食するためにあらゆる犠牲を払いますか　はい（1）・いいえ（0）	_____
29. 過食をしたとき，罪悪感を生じますか　はい（1）・いいえ（0）	_____
30. 隠れて食べることがありますか　はい（1）・いいえ（0）	_____
31. 自分の食習慣は正常だと思いますか　はい（0）・いいえ（1）	_____
32. 自分は衝動的に食べていると思いますか　はい（1）・いいえ（0）	_____
33. 体重が1週間に2.5kg以上変動しますか　はい（1）・いいえ（0）	_____
得点の計算の仕方 　質問 6, 7, 27 の点数の合計は，あなたの重症度尺度です。 　その他の質問の点数の合計は，あなたの症状尺度です。	_____ _____

M. Henderson & C.P.L. Freeman (1987). British Journal of Psychiatry, 150 ; 18-24. より引用許可［日本語版は大阪市立大学神経精神医学教室 切池信夫教授より引用許可］

るまで，各章を読み返してみましょう。回復に向けて旅立つ準備は整いましたか？

・さあ，ゆったりと過ごせる時間に，あなたの「過食症バランスシート」を作ってみましょう。

過食症バランスシートの作り方

　はじめに大きめの紙を用意して，真ん中に縦の線を入れ，ふたつの欄に分けましょう。左の欄の一番上に「過食症をやめたい理由」，右の欄の一番上に「過食症のままでいたい理由」と書いて，それぞれの欄に思い浮かぶ理由を書き込んでください。今まで慣れ親しんでいた行動パターンを変えることを，あなたが怖いと感じるのは当然のことですし，ま

た一方であなたは，過食症が続いていく悪循環を振り払いたいとも真剣に思っているはずです。こうした考えをすべて同時に思い浮かべるには，人間の記憶力には限度があります。その結果，「過食症をやめたい」「過食症のままでいたい」というふたつの考えの間を，あなたは行ったり来たりしてしまうのです。バランスシートを作ることは，こうした考え方を整理してみる手助けになります。1週間の間，この作業を続けて，1日1日，振り返ってみましょう。

　あなたが考えた理由をひとつひとつ，もう少し詳しく見てみましょう。まず，あなたが思いついた「過食症をやめたい理由」を，次のようなカテゴリーに分類してみましょう。次に，「過食症のままでいたい理由」を同じように分類してください。

1．私の生活にとってプラスになること，マイナスになること
2．周りの人の生活にとってプラスになること，マイナスになること
3．私の気持ちにとってプラスになること，マイナスになること
4．周りの人の気持ちにとってプラスになること，マイナスになること

　他の人が作ったバランスシートの例を示しますので，あなたが書き始める参考にしてください。あなたにも当てはまる部分があるかもしれませんし，自分のシートに書き加えたくなるかもしれませんね。でも，時間を見つけてなるべくあなた自身の考えを探すようにし，できるだけ具体的に書いてください。あなたが何か他のことをしている最中に，新しい考えがふと思い浮かんだときのために，1週間の間ずっと，バランスシートを頭の片隅にとどめておいてください。

過食症をやめたい理由（過食症が治るとよいこと）
1．私の生活にとってプラスになること
　　いつでも疲れていたり，だるいということがなくなる
　　いつでも虫歯に煩わされるということがなくなる
　　健康的に見える
　　不自然な方法に頼らなくても，便秘をしなくなる
　　過食症のために傷めてしまった体がよくなるかもしれない
2．周りの人の生活にとってプラスになること

家族や友だちともっと時間を過ごせるし，一緒に食事することを避ける言い訳をしなくてもすむ

　一緒に住んでいる友だちに，食料品棚が空っぽになっていると気づかれなくてすむ

　男性から見て，もっと魅力的に見える

　吐くことをやめたら，パートナーが私にキスできるようになる

　いらいらしたり，不機嫌になることがなくなる

　集中力が上がって，もっと仕事ができるようになる

3．私の気持ちにとってプラスになること

　食べ物のことや，食べている量のことでうそをつかなくてすむ

　吐いたり下剤を使用していることで，周りの人を欺かなくてもすむ

　「病気を克服した」という達成感を味わえる

4．周りの人の気持ちにとってプラスになること

　両親は，私が死んでしまうのではないかと心配しなくてすむ

　友だちは，私が自分の人生を台無しにするところをもう見なくてすむ

　両親（または夫，ボーイフレンド）は，心の病気を患っている人と関わっているということで恥ずかしい思いをしなくてすむ

　職場で，健康的で有能に見られる

　社交的になることができる

過食症のままでいたい理由（過食症が治ると困ること）

1．私の生活にとってマイナスになること

　食事の時間がとても怖くなる

　お腹が張って苦しくなる

　少しの量を食べた後でも，胃がはちきれそうになる

　まぶたや足首がむくむ

　体重のことがとても怖くなる

2．周りの人の生活にとってマイナスになること

　両親（またはパートナー）の助けがもっと必要になる

　気分がもっと不安定になる

3．私の気持ちにとってマイナスになること
　　　失敗しそうになるのは辛いし，よりいっそう気分が落ち込む
　　　あらゆることに抑えがきかなくなる
　　　さまざまな自己責任に立ち向かわなければならない
　　　落ち着かなく感じたり，みじめさや恐怖を感じる
　　　自分や自分の体を嫌いになる
4．周りの人の気持ちにとってマイナスになること
　　　周りの人に，私が食事や体重をコントロールできていると，もはや思われなくなってしまう
　　　病気が治って羞恥心や罪責感から解放されると，自己主張が強く支配的になってしまい，今の人間関係に波風が立つかもしれない

　あなたの考えをこれらのカテゴリーに分類することをむずかしく感じるかもしれませんが，心配しなくても大丈夫です。これはただ，あなたの考えを詳しく見てみるために作られたものなのです。各カテゴリーの間で，重なっているところもかなりあります。あなたがどのカテゴリーにどの理由を当てはめるかは，プラスであるかマイナスであるかが正しく分類されている限り，あまり問題にはなりません。
　バランスシートを書き終えたら，一通り見直してみて，それぞれの理由に1から10の点数をつけてみましょう（10＝とても重要な理由；1＝あまり重要ではない理由）。

未来へ向けて

　さあ，次の課題を練習してみましょう。目の前にあなたのバランスシートを置いてみると練習の手助けになるでしょう。
　「摂食障害を克服することは困難で危険だ」とあきらめてしまったあなたの，5年後の姿を想像してみてください。あなたは過食症のままでいます。何もかもうまくいっていません。あなたがバランスシートに書いたようなマイナスの考えが，すべて現実のものとなってしまいました。あなたは困り果てています。そこであなたは，海外に住んでいるのでし

ばらく会っていない親友（女性の友だちと仮定します）に手紙を書くことを決意します。彼女はあなたのことを気に掛けていて，あなたについての噂に惑わされることはなく，帰国してからあなたに会えば，現状をすべて理解してくれるような人です。過去にあなたが助けを必要としたときに，気持ちの面でも実際的な面でも，彼女がサポートしてくれました。今のあなたがかかえている問題を，彼女になら打ち明けられるし，打ち明けなくてはならないとあなたは思っています。

想像を巡らせやすくするための指標

手紙に書いておきたいこと

- あなたの体重は何 kg でしょうか？
- どのような身体合併症をかかえているでしょうか？
- どのような仕事をしているでしょうか？
- どこに，誰と一緒に住んでいるでしょうか？
- 誰があなたの友だちでしょうか？
- ボーイフレンドはいるでしょうか？　結婚しているでしょうか？　子どもはいるでしょうか？

できるだけ現実的に想像して，現在形で書いてください。以下は，過食症をかかえ，これから回復への旅に出ようとしている女性の手紙の例です。

20XX 年 5 月 25 日

スーザンへ
　6 月にあなたに再会できることを楽しみにしています。あなたが帰国したときに話の続きができるように，今の私の状況をできるだけ正直にあなたに伝えておこうと思います。けっこう悲惨な話だけど，あなたを信頼しているし，以前もそうであったように，ここから何かよい結果が生まれるのではないかと信じています。
　過食症は今でも続いています。もう 15 年になります。私の体重は，

50kgから80kgの間を行ったり来たりしています。今は50kgぐらいだけど，ハッピーな気持ちにはなれません。

　以前のような効果があるとは思えないけれど，私は吐き続けていて，しかも厳しい食事制限をしています。私は一日中，食事の準備をしています。ひと口分ずつのりで巻いて食べることで，うわべはコントロールを保っています。朝目が覚めたとき，夜中に何か食べた形跡があるのに，何も覚えていないということもあります。この病気によって私の体が受けたダメージは深刻です。今では6本の歯に詰め物をしていて，残りの歯も，ちょっとした温度の変化に敏感になっています。昨年の夏には，腎結石の激痛のため入院していました。石を砕くために，新しい超音波の治療を受けました。その後数週間，尿に血液と石のかけらが混じりました。

　以前にも増して，下剤をやめられなくなっています。下剤を買いに，一日中薬局をまわって歩いています。1週間の予定を立てて，曜日ごとに違う薬局に行っています。生活保護費の半分以上を下剤に費やしています。下剤の量は次第に増えています。下剤なしでは，ひどい便秘でお腹が張ってしまい，怖くなってしまいますが，下剤を使うと，下血したり便がもれるので，一晩中起きてトイレに座っています。

　この2年間は，仕事に就いていません。6人の人と一軒家で共同生活をしています。4年前にデイヴィッドと別れてから，私は人づき合いを避けるようになりました。今でも連絡を取っているのは，ソフィとポールだけです。ふたりは時々手紙をくれて，家に連れて行ってくれます。時にはものすごく気が滅入って，絶望的になってしまい，早くこの苦しみから解放されたいと思うこともあります。でも私には勇気がないし，私が死んでしまった後，誰かに私の部屋の中や，私の持ち物を見られるかと思うと耐えられないので，思いとどまります。私がため込んだ食べ物（食べ物が詰まった冷凍庫が3つもあります）や安物のアクセサリー（店で万引したけど，一度も使ったことがない）を人に見られることが恥ずかしいのです。収集癖や潔癖症といった症状がとてもひどいのです。

　こうしたすべてのことにもかかわらず，私にはかすかな希望があります。5年前に，あなたは私が病気を克服するのを助けてくれようとしましたね。その時には，変化することはとても困難で危険なことのように感じました。でも，今ではこの他に前進するための道はないように思うし，あなたが以前，優しく助けてくれようとしたことを，受け入れたい気持ちです。

　私が最初の一歩を踏み出してあなたに手紙を書いたことを，あなたは

> きっと喜んでくれると信じています。
>
> 　親愛をこめて　ペニー

・さあ，今度はあなたが手紙を書いてください。書いたらよく注意して読んでみましょう。あなたは本当にこのような将来を望んでいますか？
・「未来へ向けて」の最初に記された「手紙に書いておきたいこと」を読み返してみて，2通目の手紙を書いてみましょう。5年後のあなたの姿を想像してください。今回は，あなたは過食症を克服しています。これがあなたの望んでいる将来ですか？

前に進む決断をしよう

　あなたが今，変化するための旅に出るか，過食症を続けるかは，あなたの決断しだいです。おそらく，決断は1回限りではなく，小さな決断を繰り返し何度も，この先数日間，数カ月間，数年間にわたって積み重ねていくことになるでしょう。後戻りせざるをえないこともあるでしょうし，失敗も数多くすることでしょう。結局，あなたは人間ですし，人間は当然誤りを犯すものなのです。しかし，人間であるがゆえに，あなたは失敗から学ぶこともできるのです。

誰かに援助を求めるべきでしょうか？

　あなたが自分ひとりでよくなろうとすることは，困難で孤独な作業です。場合によっては，家族や友人の援助を求めた方がよいでしょう。あなたの家族の方が，あなた自身が家族に援助を求めるよりもずっと，あなたのことを助けたがっているかもしれません。もしあなたが，家族や友人に助けを求めるべきかどうか自信が持てないようであれば，第13章を読んでみてください。治療に協力してもらうことが，あなたにとってプラスになりそうかどうか，彼らに協力してもらうためにはどうすれば一番よいか，あなたが彼らに助けを求めるのは正しいことかどうかがわかるでしょう。あなたの援助者を誰にするかを決める必要があります。あなたの最も親しい人でしょうか？　それとも，あなたがいつも一緒に

過ごしている人でしょうか？

　表1.2の質問表に答えてみてください。援助者を決めるための手助けとなるでしょう。

　誰かに援助を求めるのは，むずかしいことです。援助者になってくれそうな人に，できるだけ率直に，具体的に，何をやって欲しいとあなたが思っているかを伝えてみましょう。彼らにこの本を読んでもらった方がよいかもしれません。

　摂食障害をかかえている人を手助けすることは，むずかしい作業です。こうした困難を予測して，援助することを早々と断わる人もいるでしょう。そのようなことを覚悟しておいてください。きっとあなたを拒否したのではなくて，現実主義的な人なのかもしれません。また，結果を予想せずに，喜んであなたを助けたいと思って援助者になってくれたものの，その後とても困難であることに気づく人もいるでしょう。そうしたことも覚悟しなければなりません。これもまた拒否したのではなく，実際にむずかしいことだったのでしょう。

　もしあなたが幸運であれば，あなたの周りで，粘り強く支えてくれそうな人を見つけることができるかもしれません。あなたと援助者の双方にとって，困難でリスクの大きいことでしょうが，得るものは大きいはずです。あなたの方から積極的に，どれくらいの援助が必要なのかを，はっきりと伝えましょう。週に最低15分間は，あなたの援助者とともに1週間を振り返って，新たな目標を定めるのにあてましょう。この本の中の課題を，援助者と一緒にやってみるのもよいでしょう。

　人を信頼することは，むずかしいことです。摂食障害をかかえる人の生活は一般の人にはわからないことが多いので，人は疑問に思うこともあるかもしれません。このことに関して，援助者と話し合ってください。「もし疑わしいと感じたり，不安に思ったりすることがあれば，そのことを伝えて欲しい」と，援助者に言いましょう。なぜ不安に思ったのかを話してもらいましょう。援助者が怒って援助をやめてしまうと，あなたは傷つくかもしれません。そうならないように，率直に事実を伝えてもらいましょう。例えば，次のように言ってもらうのはどうですか。「あなたは過食しないように頑張っていたし，何度か私と一緒に夜を過

表1.2 「援助者」に関する質問表

Xさんはあなたの援助者になれそうな人でしょうか？ 次の質問に答えてください。	点	数
1．あなたの問題について，Xさんと話すことは容易ですか？ 　非常に容易（5点）　かなり容易（4点）　わからない（3点） 　かなり困難（2点）　非常に困難（1点）		＿＿＿
2．Xさんは，あなたの食事に関して批判的だったり，怒ったりしますか？ 　常に（1点）　しばしば（2点）　たまに（3点） 　めったにない（4点）　まったくない（5点）		＿＿＿
3．あなたがうまくいっていないときでも，Xさんと話ができますか？ 　できる（3点）　わからない（2点）　できない（1点）		＿＿＿
4．あなたが誰かを必要としたときに，Xさんはいつでも無償で手を差し伸べてくれると信頼できますか？ 　できる（5点）　おおよそできる（4点）　たぶんできる（3点） 　たぶんできない（2点）　まったくできない（1点）		＿＿＿
5．もしあなたが過食症を克服したら，Xさんはどのように反応しそうですか？ 　a）非常に脅かされて，もはや必要とされていない気分になるだろう（0点） 　b）私が自立したり，人生で成功することに対して嫉妬するだろう（0点） 　c）わからない（1点） 　d）とても喜んでくれるだろう（2点）		＿＿＿
6．どの程度Xさんと連絡を取っていますか？ 　週1回以上（3点）　2週間に1回以上（2点） 　月1回以上（1点）　月1回以下（0点）		＿＿＿
総得点		＿＿＿

あなたの得点の分析

19〜23点　あなたはすぐ身近に完璧な援助者がいてくれる幸運な人です。あなたの摂食障害を克服するために，Xさんに手助けを求めましょう。

12〜18点　Xさんがあなたの援助者にふさわしいかどうかはっきりしません。あなたはXさんのことをまだよく知らないために，Xさんがどう反応するのかわからないのかもしれませんね。結論を急がずに，Xさんを援助者の候補としていつでも頭の片隅に入れておきましょう。しかし，もしXさんがあなたのよく知っている人だったら，Xさんはあまり本気であなたに関わる気はないということをこの点数は示しているのかもしれません。誰か他の人を考えてみたほうがよいかもしれませんね。

4〜11点　誰か他の人を探すか，自分ひとりでやってみましょう。

ごすこともできたでしょう。でも，昨日はほとんど夕食を食べなかったし，緊張した様子で急いで出て行ったわね。また過食と嘔吐を始めてしまったのではないの？」

　あなたが過食をしたい衝動に駆られたときに，過食以外のどのような行動に置き換えればよいのかを，援助者と一緒に考えてみましょう。例えば，やっかいな仕事を終えて，張りつめた虚しい気持ちで帰宅すると，「私にはけっしてまともな仕事はできないわ」という考えが，頭の中を駆け巡ります。過食をすれば，こうした考えはつかの間，消え去ってしまうでしょう。しかし，その代わりに援助者と一緒に散歩に出かけて，あなたの考えや気持ちについて話し合い，違った視点に立ってみましょう。

　摂食障害の自助グループに参加してみてもよいかもしれません。家族や友人も，このような自助グループがあなたの助けになることを知って，グループの活動が有益であると思うでしょう。

　たとえあなたが自分ひとりで行なうつもりでも，週に30分（またはもっと頻回に），1週間を振り返るためにあててみてはどうでしょうか？　あなたの日誌を，親友の代わりにしてみましょう。この時間を使って，「援助者」に書くようなつもりで手紙を書いたり，絵を描いたりコラージュを作ってこの1週間のイメージを表現してみましょう。最後に，日誌に今週の目標を書き，この1週間で自分がどれだけ前進したかを評価しましょう。

回復への旅の計画を立てるために

　この本にざっと目を通して，基本的な課題を終えたら，本格的な実行に移る前に，現実的で達成可能な目標を立ててください。必要であれば，援助者に協力してもらいましょう。次のように宣言するのは，少しやり過ぎでしょう。「私は，一生の間，二度と過食をしない」。こうした極端な，非現実的な目標は，さらなる過食への引き金になってしまいます。大きな目標を，より達成しやすいステップに細かく分けてみるとよいでしょう。第2～6章を読めば，摂食障害がもつさまざまな問題を克服す

るためには，スタート地点でどのような目標を立てたらよいのかがわかるでしょう。目標に到達するためには，まず自分が何をしたいのかを明らかにすることが大切です。以下は，目標を立てる上での注意点です。

1．あなたが自分で計画して，自分で実行できること。
2．測定可能なものであること（例えば，「幸せ」といった，測定不可能なものであってはいけません）。
3．目標は，あなたにとって少しハードルが高いけれども，達成できたときに満足感を味わうことができるようなものであるべきです。スーパーウーマンにしかできないような，むずかしいことであってはいけません。
4．目標は，現実的な時間の枠組みの中で定められるべきです。時間制限がなければ，目標達成を先送りすることになります。「残りの人生，私は絶対に〜しない」という目標を立てても，役には立たないでしょう。あなたが死んでからでないと，目標に到達したかどうかがわからないからです。

『ちびっこ機関車くん』の童話を思い出してみましょう。小さな機関車は，こう言いながら丘を登りきることができました。

「僕にはできる，きっとできる，
僕にはできる，きっとできる」

第2章
旅立ちの道具箱

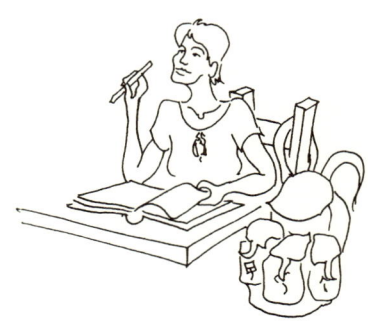

食事日誌の書き方

　巻末にある食事日誌の例を見てみましょう。コピー機が使えるようであれば，そのページをコピーしてください。毎日，日誌を1ページ持ち歩いて，記録を続け，記録し終わったページはすべてファイルに保存しておきましょう。コピー機が使えないのなら，自分で日誌を作ってください。あなたのポケットやバッグに入る小さなノートを買いましょう。日誌を記録するための基本ルールは簡単です。

- 日誌は友だちのようにあなたを助けてくれます。あなたを尾行するスパイのようなものではありません。
- 毎日，食べた物，飲んだ物をできるだけ正確に記録しましょう。
- 食べたり飲んだりするべきであったのに，それを避けてしまった場面を記録しましょう。
- 日誌をいつも持ち歩きましょう。トイレにも日誌を持って入りましょう。恥ずかしいと感じたようなことでも，書き留めるようにしましょう。
- 何か起こったときに，その場で記録するようにしましょう。その時に何が起きたのかが，後になっても明確にわかります。
- 小説を書くようなつもりになってはいけません。簡潔に，その時に何が起きたのかを記録しましょう。

・1日の終わりにまとめて書いてはいけません。内容が不正確になってしまいます。

　日誌を書く習慣に慣れるまでは，いくつかの段階に分けた方がよいでしょう。1，2週間で，あなたが食べた物を走り書きすることに慣れてきたら，その後，以下で述べるような「ABCアプローチ法」に進みます。これからは探偵のような仕事が続きます。

　"A"は「引き金」(Antecedents)。さあ，記録しましょう。

・食べているとき，どこにいましたか，何が起きていましたか？（例えば，ひとりきりでしたか，誰かと一緒でしたか，家にいましたか，それとも職場でしたか？）
・食べる前に，どのようなことを考えましたか？　誰かに何か言われましたか？
・食べる前に，どのような気持ちでしたか？

　"B"は「行動」(Behaviour)。書いてみましょう。

・食べた後，過食をしたと思いましたか？
・吐きましたか？　その回数は？
・下剤や利尿剤を使用しましたか？　その量は？

　"C"は「結果」(Consequence)。記録しましょう。

・食べた結果はどうでしたか？　プラスでしたか，マイナスでしたか？　あなたの思考，感情，行動にとって，短期的または長期的にみて，どのような結果をもたらしましたか？

　このように記録していけば，行動の流れを以下のように再構成することができます。

　　"A"　思考　　→　"B"　行動　→　"C"　プラスの結果
　　　　 感情　　　　　　　　　　　　　　マイナスの結果

　この作業の最もむずかしい点は，きっかけとなる思考や感情に気づくことです。第10章の「食は思考の糧」では，摂食障害をかかえる人が

陥りやすい思考のわなについて書かれています。きっかけとなる思考や感情のほとんどは不愉快なものですし，それについてあれこれと考えたくはないでしょうが，長い間それらを見て見ぬふりをすることは，健康を損ねることにつながります。こうした思考や感情は愉快なものではありませんが，あなたの生活を変えるために必要なサインとなりえるのです。表2.1に，私たちの患者さんのひとり，アナが記した日誌からの引用を例として挙げました。

　食事日誌の記録は，1日にたったの数分間を要するだけですが，日課として続けることを煩わしく感じることもあるでしょう。つけ忘れることがないように，あまり忙しくない日に書き始めましょう。1週間に1日か2日，確実に記録することの方が，1週間いい加減に記録するよりもよいのです。

　日誌を記録することによる反応は，人によってさまざまです。あなたは日誌をつけることが大好きで，日誌を何でも打ち明けることができる親友のように思える人かもしれませんね。よいことです。あなたは「ABCアプローチ法」に違和感がないでしょう。

　一方で，さまざまな理由から，あなたは日誌を書くことが好きになれないかもしれませんね。ただ退屈に感じるのでしょうか？　あるいは，自分の行ないに直面することがとても困難なので，日誌をつけることを恐ろしく，恥ずかしく思うのでしょうか？　誰かに日誌を見つけられるのではないかと心配なのでしょうか？　あるいは，食事の量に関心を集中すると，病気が悪くなるかもしれないと不安なのでしょうか？　過食するたびに，日誌を書くことをやめたいという誘惑に駆られるかもしれません。できるだけ自分に正直になりましょう。摂食障害を克服するためには，恐ろしい感情や思考，行動に直面しなければなりません。直面化を避けることは，長期的にみてあなたのプラスにはならないでしょう。

　食事日誌をつけるだけで，規則正しい食習慣を取り戻すことができて，摂食障害が改善する人もいます。しかし一方で，それほどたやすくはいかない人もいるでしょう。

表2.1 アナの食事日誌，第1週と第4週

第1週

時間	食べた内容	過食	嘔吐	下剤	引き金・結果
8:00	ブランシリアル				A：昨日からまだお腹いっぱい。 C：今日は過食しないようにがんばろう。
12:00	りんご1個				A：空腹。 C：まだ空腹。過食するといけないから，これ以上食べるのはやめよう。
3:00	ぶどう500g，板チョコ2枚		!		A：ジョンから電話。「帰宅が遅くなる」と。 C：自分にうんざりした。私は世界一駄目な人間。
6:00	ピーナッツとチョコレートをたくさん。ショッピングバッグから直接	!!	!!		A：アパートに食べ物は何もなし。買い物に行かないといけない。ショッピング・カートにお菓子を山積みする。車の中でたくさん食べてしまった。家に帰ってまた過食した。
7:00	カレーを二人前，板チョコ3枚	!!	!!		C：自分にとても腹が立つ。とても寂しい。へとへとにくたびれて，ベッドにバタンキュー。

第4週

時間	食べた内容	過食	嘔吐	下剤	引き金・結果
8:00	カテージチーズ，はちみつトースト2枚				おいしかった。
11:00	りんご				
12:00	ベイクドポテト，ツナ				職場の食堂で食べた。「ここに来るの，ずいぶん久しぶりね」とティナに言われた。皆が私を見ている気がして，逃げ出したくなった。
3:00	ヨーグルト，クランチバー				
6:00	トースト1枚				
7:00	魚，野菜，アイスクリーム1個				デザートを食べるつもりはなかった。ジョンにアイスクリームを勧められた。最初「いらない」と言うつもりだったけど，食器を洗う間に1箱全部食べてしまいそうだったので，ジョンと一緒に座って一人分食べた。おいしかった。ジョンが片づけて，コーヒーを入れてくれた。ソファに座ってくつろいで飲んだ。洗い物はそのままにしておいた。

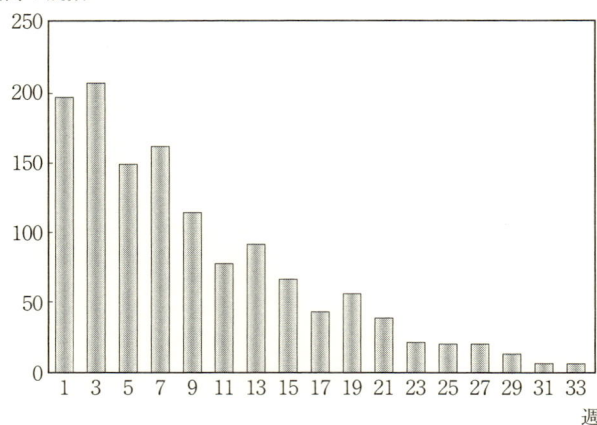

図 2.1 下剤チャート

シューラ

　シューラは重度の拒食症をかかえていました。長い間入院をして，病前の体重にまで回復することができましたが，退院後，連日のように長時間，過食に煩わされるようになりました。1日に何度も嘔吐し，下剤を 150 錠も使用するようになりました。混沌とした日々を送る中で，食事日誌を熱心につけることによって，いくらかの自己コントロール感を感じることができました。3，4カ月間日誌をつけ，食行動の問題に取り組み続けた後，あまり変化がなかったと感じたので，「なぜ続けなくちゃいけないの？」という疑問が湧きました。シューラは日誌を見直して，1週間の過食，嘔吐の回数，使用した下剤の数をグラフにするようにセラピストから勧められました（図 2.1）。

　驚いたことに，食行動の問題に関するすべての特徴が，実際には減少していたのでした。最も顕著に減少したのは下剤の使用量でしたが，過食，嘔吐の頻度も徐々に減っていたのです。「どうして彼女は，そんなによくなっていることに気づかなかったの？」とあなたは思うかもしれませんね。長い時間がかかってもなかなか変わらない場合や，すべてを憂うつに感じるような調子の悪い日には，変化を見逃しがちになります。シューラは，自分が変わっていないのではないかと不安になったときに

自分を励ますために，寝室の壁に１週間のグラフを貼ることに決めました。

過去の問題を乗り越えるために

あなたは人生の困難なできごとに対して，過食することで対処する代わりに，新しいスキルを学んでいかなければなりません。

7つのステップの問題解決法

決断し問題解決することは，大なり小なり，ひとつのスキルです。問題解決の仕方は人によってさまざまです。ただ直感的に行なう人もいるでしょう。このような人にとっては，解決策が直感的に正しいと感じられたり，これまで習慣にしてきた「ルール」に合っていればよいのです。最も合理的な解決方法を見出そうとする人もいるでしょう。絶対に正しいとか，間違っているという方法はありませんし，私たちは皆，直感的なやり方と合理的なやり方を織り交ぜて使っています。以下に挙げた7つのステップは，あなたが過食以外の方法によって，日常生活の困難やストレスの解決策を見つけるためのガイドラインです。

ステップ１：問題は何でしょうか？　このステップは些細なことに見えるでしょうが，あなたは自分の問題を慎重に見きわめる必要があるのです。簡潔な一文にあなたの問題を要約してみましょう。

ステップ２：思いつく限りたくさんの解決策を考えてみましょう。多くの人は，数少ない選択肢の中から解決策を探ろうとして，行き詰まってしまいます。思い切って，できるだけ多くの解決策を考え出しましょう。想像力を思う存分発揮してください。単に，自分勝手だとか，ばかげているとか，非現実的であるとか，ありえないという理由で除外しないでください。頭に思い浮かんだことをすべて書き留めてみましょう。

ステップ３：ひとつひとつの選択肢を詳しくみてみましょう。ばかばかしいと思える解決策も含め，すべての解決策についてプラス面とマイ

ナス面を考えてください。

ステップ4：あなたに合った解決策を選びましょう。ステップ3を行なうことで，あなたにとって何が正しく何が間違っているか，はっきりとわかるはずです。どの解決策を選べばよいのかがまだわからない場合は，ステップ2に戻って，もっと多くの解決策を考え出してみた方がよいでしょう。あるいは，あなたが見きわめた問題に対して，何かを始める心の準備がまだできていないのかもしれません。しばらくの間，問題解決を保留することはできますか？　保留することのプラス面とマイナス面は何でしょうか？

ステップ5：あなたの解決策を実行する方法を見つけましょう。解決策を実行するために必要なすべてのステップを考えましょう。

ステップ6：これらのステップをひとつずつ実行に移しましょう。

ステップ7：結果をチェックして，あなたの解決策が正しかったかどうかを確認しましょう。

第1章で，過食症を克服しようと決意するためには，はじめにどのようなステップを用いればよいのかを示しました。あなたは今，第1章の「過食症バランスシート」を読み返したいと思うかもしれませんね。第14章では，職業を選択する上で「問題解決法」を用いることについて述べます。次に，人間関係の問題に対して，「問題解決法」を用いた例を挙げてみましょう。

アンドレア

アンドレアは最近，ボーイフレンドのイアンにふられました。その直後から，彼女の昔のボーイフレンドであったフィルが，毎日彼女に電話をかけてきて，時々家に訪ねてくるようになりました。彼女の両親はイアンを気に入っていなかったので，フィルとの仲を応援しました。母親は「フィルは素晴らしい」と繰り返しほめて，アンドレアに内緒で，たびたび彼を家に招きました。アンドレアはイアンにふられたことで動揺していて，彼女をフィルとつき合わせようとする母親にも怒りを感じていました。でも，フィルから誘われることについては，いらいらしつつも，まんざらではなかったのです。彼女は，母親とフィルの両方から，「フィルとデートしなくてはいけない」

というプレッシャーを感じて，それに屈してしまうのではないかと不安でした。セラピストから「問題解決法」を勧められて，アンドレアは自分の問題を7つのステップに分けて考えてみることにしました。

ステップ1：私の問題は，自分がどうしたいのかわからないことだ。新しい男性とつき合うためには，まだ心の準備が整っていないとわかっているし，私をひどく傷つけたイアンのことを忘れるためは，時間がかかることもわかっている。また，他の面では判断の確かな母親がフィルを勧めているのなら，彼は私にふさわしい人に違いないとも感じている。しかも，彼は私のことをとても愛しているので，彼を拒むなんてばかげていることかもしれない。

ステップ2，ステップ3：アンドレアは思いつく限りの解決策を書き出してみました。

a）フィルとまたつき合うこと。プラス面：そうすれば皆がハッピーになるだろうし，私がプレッシャーを感じることもなくなるだろうし，彼は私を慰めてくれるだろう。マイナス面：つき合いが長くなると，以前フィルとつき合っていた頃のように，彼に不満を感じるだろうし，退屈するかもしれない。

b）フィルと一切会わないことにして，電話がかかってきても出ないことにする。プラス面：距離を置くことができるし，プレッシャーを感じなくてすむ。マイナス面：よい友だちを失ってしまうことになる。

c）私がフィルとつき合う気がないことを両親にわかってもらえるまで，家に帰らないようにして，両親に会わないようにする。プラス面：プレッシャーは減るだろう。マイナス面：両親に会わないと寂しく感じるし，家に帰るのは好きだ。それに，たいていの場合は母親のアドバイスに感謝している。

d）イアンに「新しくやり直したい」と頼んでみる。プラス面：彼がよりを戻してくれたら，私は最高にハッピーに感じるだろう。マイナス面：もし彼に「ノー」と言われたら，今よりももっと傷つくかもしれない。

e）別のボーイフレンドを見つける。プラス面：まったく新たなスタートができるだろう。マイナス面：素敵な新しいボーイフレンドは，そう簡単には見つからないかもしれない。しかも，今のところ新たな出会いを求める気にはなれない。

f）南太平洋の島に逃亡する。プラス面：みじめな気持ちから逃れられるし，新たな経験をすることで心機一転できるかもしれない。マイナス面：お金

がない。最高の気分でないと，一人旅は寂しく感じるかもしれない。

g) 大量服薬をして，自殺を企てる。プラス面：私がどんなに傷ついたかを，イアンにわからせることができるかもしれない。私をふった彼の気持ちを変えることはできないかもしれないけれど，彼に仕返ししたという満足感を味わえるだろうし，彼を懲らしめることができる。マイナス面：死んでしまうのがとても怖い。体に重度の障害が残ったり，植物人間になるかもしれない。大量服薬をした後，とても後悔するだろうし，両親や，妹たち，最近とても優しくしてくれた多くの友だちを傷つけることになる。

h) 引っ越して，電話番号を電話帳に載せないで，誰にも見つからないようにする。プラス面：いざこざが減ることになる。マイナス面：引っ越したくないし，私には友だちの助けが必要だ。

i) 「たいていの場合は，お母さんのアドバイスをありがたく思うけど，今回の件では，自分の考えを私に押しつけるのは間違っている」と母親に説明する。フィルにも，「あなたのガールフレンドにはなりたくないけど，よい友だちでいたい」と伝えてみる。プラス面：母親とフィルから，今までどおりサポートしてもらえる。イアンとのことを乗り越えるための，気持ちの余裕が持てる。マイナス面：母親とフィルに説明するのはとてもむずかしいし，彼らを傷つけてしまう危険性がある。イアンとのことでの傷心はまだ癒されていないのに，彼らに慰めてもらえなくなる。

ステップ4：それぞれの選択肢を注意深く考えた結果，アンドレアはフィルとまたつき合いたいとは思っていないことがわかったので，選択肢a) は断固として拒否しました。彼女はまた，選択肢b)，c)，e)，f)，g)，h) はすべて逃避的な方法であると感じたので，これらも拒否しました。残された選択肢はふたつ，d) と i) です。彼女はいまだにイアンとよりを戻すことをあきらめきれないので，この選択肢について詳しく見直してみました。

　選択肢d) は，イアンに「新しくやり直したい」と頼んでみることでした。プラス面：彼がよりを戻してくれたら，私は最高にハッピーに感じるだろう。でも，本当にそうかしら？　彼に「別れたい」と言われたときに受けた心の傷はまだ癒えていないし，彼はすぐにまた，以前のように，簡単に私を捨てるのではないかしら。マイナス面：もし彼に「ノー」と言われたら，今よりももっと傷つくかもしれない。もう一度彼にふられたら，私は本当に耐えられるかしら？

アンドレアはこの選択肢を選ぶべきかどうか，確信が持てませんでした。そこで，結論を出すのを2週間保留にして，その後，まだイアンに連絡を取りたければ，そうしてみるのもよいだろうと思いました。
　次に，ⅰ）の選択肢について考えました。彼女は思いました。「この方法でうまくやっていくしかないわ。イアンとどうなっても，まずは母親とフィルとのことを解決しなければいけないから」。

ステップ5，ステップ6：アンドレアは，まずフィルに当たってみることにしました。その方がやさしそうだったからです。「あなたの友情にはいつも感謝してきたし，これからもずっとそうだと思うわ。でも，あなたは私にそれ以上の関係を求めているように感じるの。あなたのガールフレンドに再び戻るつもりはないわ。イアンとのことからまだ立ち直っていないのよ」
　母親と話をするのはむずかしいとわかっていたので，前もって言いたいことをメモしておきました。「お母さん，困っていることがあって話がしたいの。私がいまだにイアンのことでくよくよしているのをわかってくれているわね。そのことで辛抱強く私の話を聞いてくれて，とても助かっているわ。でも，困っていることがひとつあるのよ。私を励ますために，フィルを家に招いているけれど，何の役にも立っていないの。そうすることをやめてくれた方が，よほど助けになるわ」
　彼女は，母親がどのように反応するのかをよく考えました。母親がひどく怒るかもしれないという多少のリスクはありました。アンドレアは，この問題について話し合うタイミングを選ぶことが大切であると考えました。また，たとえ母親が怒っても，その怒りが一生続くわけではないだろうとも思いました。
　彼女は，母親とふたりきりになった土曜日の午後，ふたりともとてもくつろいでいるときに，母親に切り出してみました。彼女の予想通り，母親はとても怒りました。母親は，「ただあなたを助けてあげたかっただけなのよ。フィルとの仲を取り持とうとしたと私を責めるけど，そんなつもりはけっしてなかったわ。この先，あなたが困ってい

ても手を貸してあげないわ」と言いました。

　母親をとても動揺させてしまったけれども，アンドレアには自分が正しいことをしたという確信がありました。

ステップ7：母親はフィルを家に招いたり，彼のことを話題にすることをやめました。そして2週間後，アンドレアに，彼女の生活に干渉しようとしたことを謝ってきました。フィルは相変わらずアンドレアによく電話してきましたが，会話にぎくしゃくしたところはなくなり，彼女も電話が鳴るたびにプレッシャーを感じることはなくなりました。

　アンドレアの例から，問題のうまい解決策はなかなかないということ，選択肢を選ぶ上で，アンドレアのように多少のリスクや困難を冒す必要もあるということがわかるでしょう。

参考図書
Honey, P. (1983). *Solving your personal problems*. London: Sheldon Press.

第3章
ダイエットは危険

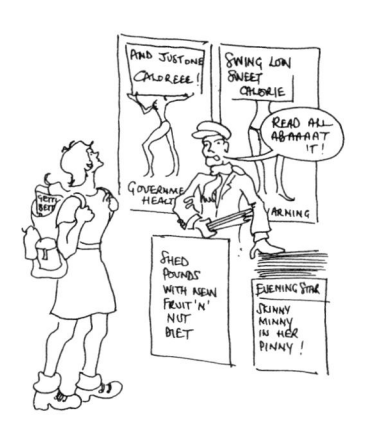

「美」の基準は見る人によって違う

　女性の理想的なスタイルというものは，時代によって変化してきました。流行も移り変わります。5年後にはどのような女性の体型がはやっているのでしょうか？　いつの時代でも，流行の体型に当てはまるような女性はごくわずかです。

ロザムンド
　ロザムンドはバレリーナの卵ですが，先生からある日，次のように言われました。「あなたのテクニックと表現力は素晴らしいのだけど，ひとつ問題があるわ。胸が大きすぎるのよ」。先生は彼女に胸を小さくする美容整形を受けることを勧めました。ロザムンドはとてもショックを受けました。彼女は将来結婚をして，子どもを持つことが夢だったからです。「バレエのために手術を受けたら，夢が台無しになってしまうのではないか」と悩み，ダイエットするしかないと考えました。彼女は厳しい食事制限をしましたが，間もなく過食症になり，体重は減るどころか，かえって増えてしまいました。

　ロザムンドのように人から言われたことに左右されて極端な解決策を取るのは，女性ばかりではありません。

スティーヴン

建築業者のスティーヴンは，自動車事故で片足を失ってしまいました。彼はフィットネスに関心を持つようになり，トレーニング・ジムに通い始めました。ジムの仲間はスティーヴンに「筋肉をつけたいのなら，筋肉増強剤を使えばいい」とアドバイスしました。スティーヴンが筋肉増強剤を使い始めると，家族やガールフレンドは彼の性格が変わってきたことに気づきました。彼はいらいらしやすくなり，些細なことでもすぐにカッとするようになったのです。ある日，ドライブ中に他の車に追い越されて彼は激怒しました。一緒に乗っていたガールフレンドが止めるのも聞かず，彼はその車を追跡し，衝突事故を起こして，彼女は亡くなってしまいました。

筋肉増強剤を使用している男性が殺人事件を起こした例は，いくつかの報告があります。

人が理想の美を追求するために払う犠牲や，身体へのダメージには驚くべきものがあります。特に，目標が独りよがりな場合，その傾向は顕著です。しかし，これもまた人間の性(さが)なのかもしれません。

神様や運命といったものを人が信じなくなるにつれて，自然の気まぐれや偶然は個人がコントロールできるものと考えられるようになりました。「彼女は幸運に恵まれている」とか「幸運の女神が彼女にほほえんだ」という言い方はもう時代遅れです。「普通」から少しでもはずれると，過ちや怠慢，悪習慣のせいにされるのです。あなたでも一生懸命努力するか，やせ薬やフィットネス，美容整形に時間とお金さえかければ，美しくなれる時代なのです。

健康的な体重って？

表3.1は身長に見合った体重の範囲を示していますが，ほとんどの人がこの範囲におさまります。身長や靴のサイズと同じように，健康体重にはかなりの幅があります。普通よりも足の大きい人がいるように，普通よりも体重の重い人もいます（現代の「スリム」ファッションは，昔の中国で足の小さな女性がおしゃれだったことに比べると，それほど不思議なことではありません。「てん足」［昔の中国の風習で，女の子の足が大きくならないように布を固く巻きつけた］がダイエット用ボディス

表3.1　あなたの身長に見合った体重

身長（cm）	体重（kg）
150	45 − 56
152	46 − 58
156	48 − 60
158	49 − 61
161	51 − 64
163	52 − 65
166	54 − 68
168	56 − 69
170	58 − 72
173	60 − 75
175	61 − 77
177	63 − 79
180	65 − 81

ーツに代わっただけのことです）。極端な肥満ややせは，病気や早死に に関わってきます。

　もしあなたの体重があなたの身長に見合った体重の範囲をオーバーしていれば，あなたのような人のために書かれた第7章を読んでみてください。

私は何 kg あればいいの？

　あなたの体重やスタイルは，主にあなたの体質によって決まります。あなたの体を作っている遺伝子プログラムは変えようがありません。あなたにどのような体重とスタイルが遺伝しているのかを知るためには，

・日誌に家系図を描いて，家族の体重と身長を書き込んでみましょう。
・今のあなたの年齢のときの祖父母，父母，その兄弟姉妹の写真を集めて，アルバムを作ってみましょう。

　イーニッド
　イーニッドの家系はみな小太りです。母親，叔母，祖母も皆，太めでした。イーニッドは成長が早く，いつもクラスの誰よりも大きい方でした。小学生のときに月経が始まると，彼女は恥ずかしく思いました。ある日，ストッキ

ングの包装紙の裏を見て，自分の体重が理想体重より13kgも重いことを知り，彼女はダイエットを始めましたが，その理想体重に達することはありませんでした。過食症になってしまったからです。

　もしあなたがイーニッドのように太めの家系に生まれていたら，あなたの健康体重は正常範囲の上限あたりでしょう。

　筋肉や骨は脂肪組織よりもずっと密度が高いので，あなたがスポーツ選手だったり，家族の誰かがスポーツマン体型であった場合でも，あなたの体重は正常範囲の上限にあるでしょう。同様に，もしあなたの家族がみな骨太だったら，あなたの体重も正常範囲の上限にあるかもしれません。

　多くの過食症の人にとっては，健康体重になることは病気が始まる前の体重に戻るだけのことです。しかし，あなたには納得がいかないかもしれませんね。

体重の変動は正常なことなの？

　人の体重が2kgかそれ以上変動するのは正常なことです。もしあなたの体重が1日に2kg増えても，それ以上増え続けるということではありません。

　急激な体重変化は正常とは言えませんが，過食症の場合，水分量の変化（第5章を参照）が原因で起きることはあります。したがって，毎日体重を計って自分の体をチェックしたりコントロールしようとするのは無意味なことなのです。

・勇気を出して，体重計を誰かにあげるか，手の届かないところにしまいましょう（押入れか物置き）。
・もしそうする勇気がなければ，体重を計る回数を徐々に減らすために，体重測定日のスケジュール表を作りましょう。

体重だけが健康の大切な目安なの？

　いいえ。最新の研究によれば，体重よりもウエストサイズとヒップサイズの比率の方が，健康のよい目安なのです。あなたのウエストサイズをヒップサイズで割った数字が0.9未満であるのがよいのです。つまり，

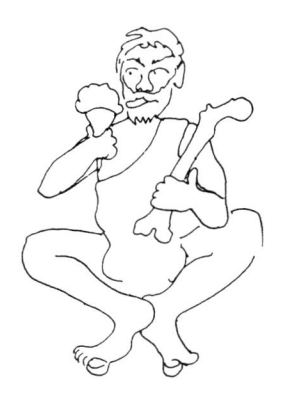

あなたのウエストサイズがヒップサイズの10分の9未満であればよいのです。

女性の伝統的な洋なし体型は最近ではあまり人気がないようですが，健康的で病気のリスクの少ない体型なのです。

原始人はアイスクリームを食べなかった

人類は進化し，私たちの遺伝子は発達しましたが，それでもなお私たちを取り巻く以下のようなふたつの環境変化に私たちは適応できていません。（1）私たちのほとんどは運動不足である。（2）私たちの食事には高い脂肪分が含まれていて，しかも高脂肪食品は特別で高級でロマンチック，あるいはセクシーであるかのように宣伝されている（アイスクリームのコマーシャルを思い出してください）。言葉を変えれば，ネアンデルタール人の生活よりも，現代の欧米式の生活を送る方がずっと太りやすいのです。

ダイエットは効果がない

現代の社会で最もダイエットのプレッシャーがかかっているのは，体質的に肥満傾向のある人たちです。有名な科学者であるカルシー博士が最近の肥満学会で発表したように，「**ダイエットは効果がない**」というのが私たちの結論です。博士が彼の肥満患者すべてにダイエットをやめるように指示すると，かえって体重は減ったというのです。このような

ことがあるのでしょうか？　肥満治療に使われるどのようなダイエット法でも，短期間で５％の減量が可能ですが，１年後には再び体重が増加し，元に戻るか以前より増えてしまいます。

・近くの書店に行って，どれだけたくさんのダイエット本が並んでいるのかを確かめてください。なぜダイエット本がこれほど売れるのでしょうか？なぜ毎年のように新しいダイエット本が出版されるのでしょうか？　答えはもちろん，「ダイエットは効果がない」からです。ダイエットは，一生はまってしまうような趣味と同じ感覚で売り物にされているのです。

　医師でさえ宣伝にのって，「体重を減らした方が健康によい」とあなたにアドバイスするかもしれません。

　ジョージーナ
　ジョージーナは足を痛めたので，かかりつけ医のところに行きました。医師は彼女の体重を計って，肥満だと言いました。彼女はダイエットをして体重を減らしましたが，間もなく過食症になってしまいました。20年後に専門医のもとを訪れたときには，彼女の歯はぼろぼろになっていました。また，長期にわたる下剤乱用の結果，慢性の便秘と腹痛に苦しんでいて，その治療のため，外科医に大腸切除手術を勧められていました。

ダイエットは健康に悪い

　医学雑誌「ニューイングランド・ジャーナル」で報告されたアメリカでの最新の研究によれば，体重の変動が頻繁であったり極端だった人——つまりいろいろなダイエット法を試してきた人——は心臓病で死ぬ確率が一般よりも高いそうです。いろいろなダイエット法を試し続けた人と重症の肥満の人とでは，早死にする確率は同じぐらい高いというのが研究の結論です。

ダイエットは危険
　体重が減ると，あなたの体や心の健康に深刻な影響が及びます。

飢餓が体に及ぼす影響
1．寒がりになる：手足が冷えて，しもやけができやすくなる。
2．眠れなくなる：早く目が覚めたり，夜中に何度も目が覚める。
3．頻尿：昼夜を問わず，尿が近くなる。
4．体が毛深くなる。
5．低血圧，徐脈，失神発作。
6．骨がもろくなる：悪化すると骨折しやすくなる。骨折すると，痛みや変形が起きる。
7．月経不順，無月経：女性は普通，体脂肪率が15％以上ないと月経が起きない。
8．胃が小さくなり，少し食べただけでもお腹が張って気分が悪くなる。
9．腸の動きが悪くなり，便秘になる。
10．赤血球や白血球を作る骨髄の働きが低下し，貧血になる。
11．低栄養のため肝臓が障害され，低タンパク血症になる。その結果，足がむくみやすくなる。
12．女性ホルモンのエストロゲン低下（閉経前の女性はエストロゲンによって狭心症や心筋梗塞から守られている）や肝障害が原因となって，高コレステロール血症になる。
13．全身疲労が原因で筋力低下や麻痺が起きる。
14．子どもの場合，発育や二次性徴が遅れる。

飢餓が心に及ぼす影響
1．気分が落ち込んで，涙もろく，悲観的になる。
2．食べ物のことで頭がいっぱいになり，過食したい衝動にしばしば襲われる。
3．人と会いたくなくなる。
4．集中力が低下し，頭の働きが悪くなる。
5．些細なトラブルでも解決できないと思うようになる。
6．複雑なことが考えられなくなる。

このようなリストは無味乾燥ですが，飢餓の影響については多くの作家がその作品の中で書いています。飢餓が人間の思考や行動にどのような影響を及ぼすのかを知るために，アレクサンドル・ソルジェニーツィンの『イワン・デニーソヴィチの一日』，カート・ヴォネガットの『スローターハウス5』，R・アーウィンの『キャストアウェイ』を読んでみてください。

「病気が始まったときは体重が減ったけど，その後体重は増えた。それでもリストにあるような問題は，私に当てはまるの？」とあなたは思うかもしれませんね。その通りです。拒食と過食が交互にやってくるのは，よくあるパターンだからです。あなたがもし4時間以上何も食べなければ，あなたの体は飢餓モードに入って，すべての代謝プロセスがエネルギーを保存する方向へ切り替わるのです。

私はどれだけ食べればいいの？

食欲はエネルギーの消費量と密接な関係があります。これを「代謝率」といいます。運動をしたり寒い気候の場所にいる場合，あなたの体は普段よりも頑張って働かなくてはならず，より多くのエネルギーが必要になります。体内のホルモンの変化も代謝に影響します。月経周期の後半にある女性は，体が受精卵の着床に備えるので，代謝がより活発になります。排卵後，体温が上がるのは，代謝が活発になっているサインのひとつです。あなたは月経前に食欲が増えて，不安になった覚えがあるかもしれませんね。

これらのことからわかるように，単純な法則というものはありません。人によって必要なエネルギー量は異なり，また，先に述べた要因のすべてがあなたに必要なエネルギー量を変化させます。あなたが食事制限をすると，すぐに体は飢餓モードに入ってエネルギーを保存しようとするので，体重を減らすのはもっとむずかしくなります。あなたがダイエットを繰り返せば繰り返すほど，体はさらに迅速かつ効率的にこのような反応を示します。これは「体重サイクリング」と呼ばれ，ユーモアをこめて「リズミカル体重コントロール法」ともいわれます。

あなたは1日最低でも 1,500 ～ 2,000kcal 食べなくてはいけませんが，もしあなたの運動量が多いかまだ成長途中であれば，もっとたくさんのカロリーが必要です。しかし，カロリー計算はしないで，他の人が食べている量や店で売っている一人前の量を目安にして，自分の食事量を決めてください。

体と協力して最良の体重とスタイルを見つけよう

食事を欠かすと体は貯蔵モードに入り，来たるべき飢餓状態に備えてエネルギーは脂肪として体に蓄えられます。その結果，体重が増えてしまうこともあります。日中は何も食べずに夜だけ食べることも同じような結果を招きます。この時間帯は体のホルモンが睡眠中の空腹に備えるので，エネルギーを脂肪として蓄えるように働くのです。

イメルダ

イメルダはボーイフレンドと結婚するために，北アイルランドからロンドンへやってきました。間もなく彼女は出産したため，以前の同僚たちとのつき合いを続けることがむずかしくなりました。夫の友人たちはイメルダによそよそしく，彼女はとても孤独な思いをしましたが，彼女の家族は北アイルランドに住んでいたので，身近に頼れる人が誰もいませんでした。やがて彼女の食事パターンは乱れてしまいました。朝起きるたびに「今日は何も食べない」と心に誓って，食事を食べないようにしました。しかし，1日何も食べずに買い物から帰り，子どもが家の中を散らかしているのを目の当たりにすると，彼女はポテトチップを6，7袋，続けて板チョコ1枚を食べてしまいました。これを後悔して，翌日は食事を食べないようにさらに我慢しようとしました。その結果，彼女の体重は着実に増え続けました。

自分の体と協力するために必要なことは，

・朝と昼にたくさん食べ，夜は控えめにしてください。
・1日を通して，少量を規則正しく食べてください。
・毎日運動してください。しかし，過激な運動はいけません。
・脂肪を控えめにし，タンパク質と炭水化物を十分に摂ってください。
・フルコースの食事を避けましょう。

始めてみよう

　食事のコントロールを取り戻すための第一歩は，1日を通して規則正しく食べることです。「朝食べると，一日中過食してしまいそう」とあなたは思うかもしれませんね。その通りです。しばらくの間は，いったん食事を始めると食べるのがやめられなくなる時期があって，特別な予防策が必要になるでしょうが，とにかく1日を通して規則正しく食事をすることを目標にしてください。

　この段階でダイエットしようとしてはいけません。過食の悪循環が延々と続くだけです。「ダイエットはやめられない。とっても大事なことなの」とあなたは思うかもしれませんね。確かに，あなたにとって大事なことをあきらめるのは，とてもたいへんなことです。しかし，しばらくの間（1日，1週間，1カ月，6カ月）ダイエットするのを保留してみるだけなら，むずかしくはないでしょう。こうすれば不安も減るはずです。

　乱れた食生活がまともになると，体重が減ったり，脂肪組織と骨・筋組織のバランスが正常に戻る可能性があるのです。

　プランA：食生活が乱れてしまっているあなた向け
- あなたの食生活が乱れてしまっているのなら，まず規則正しい食事をひとつひとつ取り入れることを目標にしましょう。例えば，あなたはベイクドポテト1個とカテージチーズのような軽食［和食だと「おにぎり1個」］を昼食にできますか？　無理はしないでください。でも自分に正直になりましょう。安心して食べられるものを選んでください。ただし，食事を切り上げやすいような食べ物がよいでしょう。あなたは毎日これを食べることを約束できますか？　2歩進んで1歩下がると思って，粘り強く続けてください。まともな食事ができれば，その1回1回がささやかな勝利です。
- 簡単にトライできそうな軽食を10種類リストアップしてください。
- これをやさしい順番に上から並べ，最もむずかしいものを一番下に書いてください。
- リストの一番上の軽食から始めましょう。
- その軽食を午後3時までの決まった時刻に食べるようにしてください。

　どのようにすれば，この食事がけっして過食につながらないと自信が

持てるようになるでしょうか？
　自分自身に以下のように尋ねてみてください。

・誰かと一緒のときにこれが食べられるだろうか？
・カフェテリアや喫茶店でこれが食べられるだろうか？
・食後の30分間で，何か楽しいことができるだろうか？

　この食事の前後や最中に，あなたはとても不安や後ろめたさを感じることでしょう。不安や後ろめたさを解消するためには，食事を始める前に，

・紙と鉛筆を用意しましょう。
・たてに1本の線を引いて，0から10までの数字を書き入れてください（0＝不安でない，10＝完全なパニック，または後ろめたくてたまらない）。
・現在のあなたの「不安／後ろめたさ」レベルを示すところに印をつけてください。
・食事開始から食後2時間までの間，5分ごとに，あなたの「不安／後ろめたさ」レベルを示すところに印をつけていってください。
・あなたは今，どのような考えが頭をよぎっているために不安や後ろめたさを感じているのでしょうか？　その考えは漠然として混乱したものかもしれませんが，それでかまいません。中途半端だったり，怖かったり，ばかばかしいと思っても，その考えを紙に書き留めてください。
・その後2，3時間，この書き込みを続けてください。
・翌日，食事をするときに，紙を取り出してまた同じことをしてください。これを毎日続けましょう。
・リラックスしているときにこの紙を取り出して，書き留めた考えを読み返してください。
・この紙を親友に見せるか，親友に見せているところを想像してみてください。
・食事についてあなたがどのように考えているのかを知ったら，親友は何と言うでしょうか？
・親友にこの本の第3章を読んでもらってください。あなたの考えに対して，今度は何と言うでしょうか？
・紙に親友が言ったこと，言うかもしれないことを正確に書いてください。
・親友がしてくれたコメントの終わりに，あなたがどの程度そのコメントに賛成なのかを0から10までの点数で書いてください。

- これを毎日続けましょう。
- 食事に挑戦しているときに何か新しい考えが頭をよぎれば、それをキャッチしてみてください。
- キャッチした考えに対する自分自身のコメントを考えてみてください。
- 同じやり方で毎日、まったく同じ内容の食事を続けましょう。食事開始時の「不安／後ろめたさ」レベルが2点以上下がれば、リストの上から2番目の軽食にトライしてみてください。
- リストの2番目の軽食でも、前とまったく同じ手順を続けてください。2種類の軽食を楽にこなせるようになったら、毎日、午後3時までに2回の食事を食べるようにしてみてください。ここでも前とまったく同じ手順を続けてください。次のステップでは、毎日、午後3時より前に2回の食事と1回のおやつを食べてください。メニューが単調でも、心配する必要はありません。

プランB：食生活が比較的規則正しいあなた向け

あなたの食事パターンが規則正しい方であれば、食事量はどれくらいですか？ あなたは1日のうちの早い時間帯に十分なカロリーを摂っていますか？

- 1日のうちの早い時間帯にたくさんのカロリーが摂れるように、少しずつ食事時間をずらしていってください。1日に必要なカロリー量の30％を朝食で、40％を昼食で摂るように心がけましょう。

食事のコントロールを学び直す

- 食事は必ず台所以外の、食べ物を保管していない部屋で食べるようにしましょう。
- 食事ができるだけおいしく見えるように料理しましょう。
- テーブルクロスとランチョンマット、ナプキンを用意しましょう。
- テーブルをできるだけ素敵に飾りましょう。
- 食事は台所から運んでくるようにして、食べ物の容器はすべて台所に残してください。
- テレビ、ラジオ、読書で気を散らさないようにしてください。食事の15分間は、食事のコントロールを学び直すための大切な時間です。
- 食べ始める前に30秒間自分の食事を眺めましょう。食べ物をかんでいる

第3章 ダイエットは危険

表3.2 テルマの食事プラン

時間	食事	食事内容
8：15	朝食	フルーツジュース，シリアル1食分，低脂肪牛乳200ml，トースト1枚，マーガリン少し，マーマレード少し，紅茶かコーヒー
10：30	午前のおやつ	ミルクコーヒー（低脂肪乳），果物1個
12：30	昼食	メインディッシュ：ミートグリル，ライスサラダ，またはベジタリアン料理 デザート：ヨーグルト，フルーツサラダか果物，紅茶かコーヒー
3：30	午後のおやつ	ミルクティ（低脂肪乳），果物1個かヨーグルトかクラッカー2枚
6：30	夕食	メインディッシュ：昼食と同じ デザート：果物かヨーグルト，水コップ1杯，ミルクティ（低脂肪乳）
	就寝前	低脂肪乳入りのホットドリンク

間は，ナイフとフォーク［あるいは「おはし」］をテーブルに置いてください。食事はどのように見えていますか？ 食べ物は口の中でどんな味，どんな感触がしていますか？ それを確かめてください。食べ物をよく味わってから，飲み込みましょう。

何をいつ食べたらいいの？

理想のゴールは，カロリー量がほぼ均等で，タンパク質（チーズ，たまご，肉，魚，豆類など）と炭水化物（パン，パスタ，イモ類，米など）のバランスがよくとれた食事を1日3回摂って，間に少量のおやつを食べることです。

以下のことを覚えておいてください。

・タンパク質は，同じカロリーの他の食品よりも満腹になりやすい。
・温かい食べ物は，冷たい食べ物よりも満腹になりやすい。
・固形の食べ物は，液状の食べ物よりも満腹になりやすい。

3時間以上何も口にしないということがないように，食事と食事の間にはコーヒーと果物などのおやつを食べましょう。

表3.2は過食症のせいで太ってしまったテルマの食事プランです。このプランを実行してみて体重が減ったことは，彼女にとってうれしい驚きでした。

・まず毎日まったく同じ内容の食事を食べて、それから徐々に変化をつけ、食事のバラエティが少しずつ豊かになるようにすれば（例えば、鶏肉よりも魚を多くする、おやつはりんごよりも洋なしにするなど）、実行しやすいでしょう。
・あわてないこと。長年の習慣を変えるのはむずかしいことです。

どうすれば食べる量を決められるの？

「これがむずかしいの」とあなたが思うのはもっともです。

・他の人たちと一緒に食事をし、皆と同じ量を食べてください。
・一人前の食べ物を買いましょう（例えば冷凍食品や長期保存食品など）。
・人工甘味料を使わないでください。人工甘味料はあなたの体に「甘い物＝低カロリー」という誤った情報を与えます。このため、いくら甘い物を食べても体が満足せず、結果的に大量の甘い食べ物を渇望するようになってしまいます。

食事の切り上げ方

食事を切り上げるために体が出してくれるサインにはいろいろなものがあります。過食症になると、これらのすべてがうまく機能しなくなってしまいます。

1. 食事の見かけ：どんな動物でも、ちょっと見ただけで、目の前の食べ物からどれぐらいのエネルギーと栄養価を得られるかが予測できます。
2. 食べ物を味わい、匂いをかぐと、その食べ物が私たちの血糖値をどれぐらい上昇させてくれそうかを体が判断してくれます。
3. 満腹感もまた、十分な栄養を摂ったというサインになります。
4. 空腹感は血中に吸収された栄養分によって数時間は満たされるものです。

過食症のせいで普通に食事を切り上げることができなければ、食事を切り上げるための合図を前もって決めておいた方がよいでしょう。

スーザン

スーザンはいつ何を食べても，最後には過食してしまうことがわかっていました。彼女はまた，誰かに秘密を打ち明けて助けを求めることはできても，誰かが一緒だと食事ができませんでした。彼女は友だちに頼んで，食事開始の15分後にドアをノックしてもらい，一緒に食べ物を片づけ，ロッカーのキーを預かってもらい，その後1時間友だちと一緒にゆっくりとコーヒーを飲むことにしました。

その他に，食事を切り上げる合図として食べ物を使うという方法もあります。

ケイティ

ケイティはアパートで一人暮らしをしていました。彼女は食事の終わりにグレープフルーツを1個食べるという工夫をしました。皮をむくという行為や，苦くて酸っぱい味が食事終了の効果的な合図になりました。

あなたにとって効果的な方法はこの他にもたくさんあるでしょう。時間をかけてこれ以外の合図をいろいろと考え出して，うまく食事を切り上げるために使ってみてください。

第4章

過食，だらだら食い，強迫的大食
―― 胃袋はまるでブラックホール

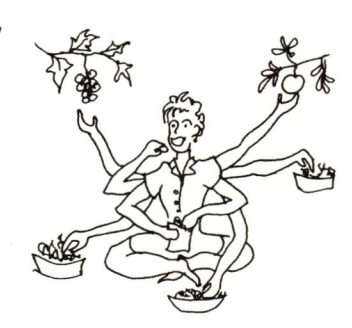

英語でいう「過食症＝bulimia」は「牡牛＝bullのように食べる」という意味です。過食症をかかえる人のほとんどは，食事をめぐる問題の中で過食こそが中心症状であり，最も不快な症状だと思っています。

アンドルー
　アンドルーは22歳の学生です。彼は自分の過食を次のように表現しています。「一度食べ始めたら，お腹が膨れ上がるまで食べるのをやめられないんだ。胃が破裂するのではないかと時々不安になるし，息もできなくなるぐらいだ。すごい勢いで食べて，自分が何を食べているのかもわからないほどなんだ。食べ物はかまずに飲み込んでいる。最悪なのは，自分がまったくコントロールできない，食べ続けなくてはいけないと感じて，それで頭がいっぱいになってしまうことなんだ。それでも，お腹がぎゅうぎゅう詰めになるまでやめられないんだよ」

　過食する食べ物の種類や量にはとても個人差があります。「過食」の定義は，「短時間で大量の食べ物をコントロールできずに食べる」ということです。たまに食べ過ぎてしまう程度なら多くの人にはよくあることで，病気とはいえません。

　過食の定義には当てはまらないのですが，過食とは少し異なったパターンの大食をする人がいます。「だらだら食い」とか「強迫的大食」と呼ばれているもので，一日中だらだら食べ続けるのをやめられない人の

ことをいいます。

ソニヤ

　ソニヤは彼女が6歳のときに両親が離婚して，辛い子ども時代を過ごしました。その後，母親は次々とボーイフレンドを取り替えていったそうです。「新しいボーイフレンドができると，お母さんは私のことなんか目に入らなくなるの。毎晩のようにふたりで出かけて行ったわ。お母さんは私を黙らせるために，お小遣いをたくさんくれたわ。しばらくすると彼とうまくいかなくなって，けんかして，殴り合いになることもあったの。それから彼は追い出されて，私はお母さんとふたりきりになったけど，お母さんは落ち込んで不機嫌になって，何日も部屋から出てこないの。私は食べることで自分を慰めるしかなかったわ。毎日のように部屋に座って，ビスケットかキャンディを次から次へと食べて，寂しさを紛らせていたのを覚えているわ。13歳のとき，身長は150cmしかなかったのに体重は76kgもあったの。学校では仲間はずれにされて，それでますます食べてしまったのよ」

　現在，ソニヤは支えになってくれるパートナーと安定した関係にありますが，彼がいないと大食してしまいます。「彼はよく出張に出かけるので，一度出かけると2，3日は家にいないの。ひとりきりで家にいると，私は一日中だらだら食べ続けてしまうのよ。まるで手と口をいつも動かしておかないといけないみたいに。時々，昔の，お母さんに放っておかれたときの気持ちがフラッシュバックしているように思うこともあるけど，なぜだかわからないまま，ひたすら一日中食べ続けていることもあるわ」

　これからは主に過食について取り上げますが，もしあなたがだらだら食い，気晴らし食い，強迫的大食をする人であっても，これから述べるようなメカニズムは当てはまるはずです。

　過食，だらだら食い，気晴らし食いをする場合，ほとんどの人が高カロリーの食品を食べますが，これは甘いことも塩味のこともあります。他人には内緒の大好物だけれど，普段は「体に悪い」とか「食べてはいけない」と思っていて，だからこそ過食をするときにだけそれをたくさん食べるという人もいます。嫌いな食べ物でも，何でも手当たり次第に食べるという人もいます。冷凍食品をそのまま食べたり，残飯を求めてゴミ箱をあさる人までいます。過食の習慣は人の心を荒廃させて，ほとんどの人が「どん底まで堕ちてしまった」と感じるのです。

なぜ私は食事がコントロールできないの？

意志が弱いから過食してしまうのではありません。過食には生理学的・心理学的に重要な原因が数多くあります。

生理学的な原因

飢餓は過食の直接の原因となります。体はあなたに食べ物を渇望させることで、栄養が十分に得られていないことを訴えようとするのです。この渇望は絶え間なく続くことも断続的なこともあります。あなたが食べないようにすればするほど、過食衝動は強まります。過食の後、食べ過ぎたことを帳消しにしようとして食事を抜く人がよくいますが、事態は悪化するばかりです。自動的に次の過食がプログラムされてしまうのです。アルコールやドラッグには脱抑制作用があるので、過食衝動を強める可能性があります。

心理学的な原因

退屈、抑うつ、ストレス、緊張、孤独感はしばしば過食の引き金になります。食べ物は、少なくとも過食の開始時には、このようなネガティブな感情を癒し、慰めてくれるからです。厳しく不適切なダイエットが少しでもうまくいかないと、すっかりやる気をなくしてしまい、過食を始める人もいます。

過食の生理学的原因と心理学的原因は二者択一的なものではなく、しばしばひとりの人に同時に認められます。

過食をやめる方法

多くの人が、過食さえ治ればもう問題ないと考えています。残念なことに、症状の中で過食だけを治すのは不可能です。過食の生理学的な原因に取り組むにあたって大切なことは、

- 規則正しく1日3食食べて（第2章を参照）あなたの体に適切な栄養を与え，食べ物への激しい渇望を抑えて，過食を防ぐことです。
- 過食してしまった後でも食事を抜かないように頑張ることです。食事を抜くと，次の過食が自動的にプログラムされてしまいます。
- 過食の結果生じる嘔吐などの問題に取り組むことです（第5章を参照）。

あなたの病気がもつこうした問題を解決すれば，そのうち過食する時間も回数も減っていきます。

私は「砂糖中毒」なの？

摂食障害をかかえていなくても，多くの人は甘い物が大好きです。しかし過食症の人は甘い物を食べたいという欲求があまりにも激しいので，「砂糖中毒」であるかのように見えるほどです。一度お菓子を食べ始めたら，お菓子の誘惑に逆えずに，次から次へと食べてしまってやめられないという経験をしたことはありませんか？　糖分の高い食べ物はそれ以外の食べ物よりもずっと早く血中に吸収されます。血糖値が上昇するとインスリンというホルモンが分泌されて，ブドウ糖の細胞内への取り込みを促進し，結果的に血糖値が低下します。血糖値が下がれば，甘い物がもっと食べたいという欲求が起こります。もしあなたが低栄養状態にあれば，このような反応は特に顕著となります。また，あなたが人工甘味料を加えたダイエット飲料を大量に飲む人なら，「甘い物はカロリーが低い」と間違って体が覚え込んでしまっています。いくら甘い物を食べても体が満足せず，結果的にあなたは大量の甘い物を渇望するようになるでしょう。

チョコレートのような甘い食べ物は，モルヒネに似た脳内物質のエンドルフィンを分泌させ，ハッピーな気分にさせてくれるので，ますますこの種のお菓子を食べるのがやめられなくなります。

しかし，第3章にあるようなアドバイスにしたがって規則正しく食事を食べるようにすれば，「お菓子中毒ではないか」という感じは薄れていって，そのうちまったく消えてしまい，お菓子を断つ必要もなくなります。あなたの食事パターンが乱れている間は，お菓子には気をつけて，他の食べ物と一緒のときにだけ食べるようにする方が賢明でしょう（甘

い物を食べた後の低血糖状態を避けるためです)。食事を少しでもコントロールできるようになれば,「危険な」食べ物にも挑戦できるということを確かめるために,少量のチョコレートやケーキを毎日食べてみることを課題にすればよいでしょう。

過食の心理学的原因を解決するために

あなたは何が過食の引き金になるのかを突き止めなければなりません。何が引き金になるのかは,体や心の状態に影響されるものです。この点でも食事日誌が役に立つでしょう(第1章を参照)。過食症を克服した人たちの例をいくつか挙げてみましょう。

アンナ

アンナは23歳の女性です。職場まで遠いので,通勤にはバスを何回も乗り継がなければなりませんでした。「バスを降りるたびに1,2件お菓子屋さんの前を通るのだけど,そのたびに何か買ってしまうのよ」。アンナは通勤途中に過食をしてしまうことがわかっているので,けっして朝食を食べようとはしませんでした。

アンナは出かける前に必ず朝食を食べることにしました。また,長時間のバス通勤にとてもうんざりしていることにも気がつきました(気分が悪くなるので,バスの中では読書もできませんでした)。彼女は電車通勤に変え,車内で読書をするという解決法を見つけました。このように単純な方法で,彼女の過食は劇的によくなったのです。

ベリンダ

ベリンダは昼から働いていました。彼女にとって朝は退屈で,だらだらと過ごしてしまう時間でした。彼女は朝起きるのが遅く,母親は朝とても早いので,一緒に朝食を食べる相手がいませんでした。ベリンダは時々朝から運動しましたが,楽しいからではなく,ただ体によいと思ったからです。しかし,寝不足のときには運動をする気がせず,その代わりに過食してしまいました。ベリンダは仕事の前に家から出て,何か自分の好きなことをするという解決法を見つけました。彼女は午前中,演劇のレッスンに通うようになり,過食は改善しました。

ロス

ロスが私たちのクリニックをはじめて訪れたとき,彼女は週に4〜6回過

食をしていました。過食はどんな時間帯でも，どんな場所でも起きました。特に決まったパターンというものはないようでした。彼女は自分がまったくコントロールできないと感じていて，何が過食の引き金になるのかわかりませんでした。彼女は過食しようと思った瞬間から実際に過食を始めるまでの間に起こったことすべてを，分刻みで日誌に記録するようにセラピストから勧められました。そこで明らかになったことは，実際に過食を始める前の数時間，些細なことが立て続けにうまくいかなかったという事実でした。そのためにフラストレーションがたまり，過食に至ってしまうことがよくあったのです。例えばある日，彼女は仕事に退屈していました。午後2時に「過食したい」と思いました。彼女はその考えを振り払って，コンピュータ・ゲームで気を紛らしました。午後4時には再び退屈して，また「過食したい」と思いました。その時，友だちから「今夜の約束に行けなくなった」と電話がかかってきました。彼女は銀行に行って，過食用の食べ物を買うためにお金を引き出しました。次に彼女は他の友だちに電話をして，「一緒に夜出かけない？」と誘ってみましたが，断られました。その時点で彼女はとても動揺し，家に帰って過食をしてしまいました。

　時間が経つにつれて，ロスは「危険」な状況を察知するのがとても上手になりました。彼女は過食を，生活上の些細ないらだちを解決するための安易な手段として利用していたことに気がつき，「危険」な状況に陥るたびに，それを解決するためのよりよい方法を見つけられるようになりました。例えば仕事中に退屈するのは，よくある「危険」な状況でした（彼女は受付係でしたが，長時間何もせずに退屈していることがよくありました）。彼女は丸一日無駄に過ごしたと感じないようにするために，仕事中に本を読んで，夜間大学に入るための勉強をすることにしました。もし友だちに夜一緒に出かける約束をキャンセルされたような場合には，うつうつと家で過ごして間違いなく過食してしまうよりも，ひとりで映画を見に行くことにしました。

　カレンの例は，過食の引き金になる心理学的原因がわかっていたとしても，過食が唯一の慰めとなっているような場合には，簡単には過食はやめられないということを示しています。

　カレン
　カレンは30代の働くシングルマザーでした。彼女は子どもの頃，性的虐待を受けた経験があります。彼女がはじめて私たちのクリニックを訪れたとき，1日に何回も過食・嘔吐を繰り返していました。その後彼女は日中にもっとたくさん食べて，過食・嘔吐は夜1回だけに減らすことができるように

なり，そのことをとても喜んでいました。彼女はいつも「もっとよくなって，過食も嘔吐もやめたい」と言っていましたが，なぜかできませんでした。なぜこれ以上よくならないのかについて何度も話し合ったところ，彼女は自分の人生を苦しい闘いの繰り返しだと感じていることが明らかになりました。彼女は自分を愛してくれるパートナーがいないことをとても寂しく思う一方で，子どもの頃の体験がトラウマとなって，男性とつき合うことを非常に恐れているのでした。彼女は過食が簡単に楽しめて慰めになる唯一のものであること，過食のおかげで寂しい夜でも何とか耐えているということに気づきました。

　これらの例からわかるように，過食にはいろいろなパターンがあります。あなた自身のパターンをつかむために，食事日誌を利用して1，2週間自分自身を観察してみてもよいでしょう。

- 自分のパターンが少しでもわかったら，セルフコントロールを取り戻すために，そのパターンでちょっと「遊んで」みましょう。例えば，過食をする場所を1カ所に限ったり，1日のうちで過食する時間帯を限定してみてください。
- 過食の引き金になる状況を箇条書きにして，それぞれの解決策を見つけましょう。
- 「危険」な状況に先手を打ってみましょう。これといってすることのない週末の時間は，過食のゴールデンタイムです。週末に楽しい計画をいくつも立てて計画表を作り，実行してください。
- 過食したくなったときは，散歩に行く，友だちに電話する・会うなどの，過食と同時にはできないことをするようにして気を紛らせましょう。テレビを見たり本を読むことはあまり役に立ちません。過食と同時にできますし，また，多くのテレビコマーシャルは，今の自分に不満を感じさせたり，私たちの消費欲をかきたてるように作られているからです。
- 空腹のときには，食べ物を買わないようにしましょう。
- 親・パートナー・同居人に台所の鍵をかけないようにしてもらいましょう。鍵がかかっているとますますあなたは台所の食べ物が食べたくなってしまい，何とかして中に入ろうとするでしょう。
- 過食してしまっても自分を責めないことです。過食に至った行動の流れをよく思い返して，避けられたかもしれない部分を見つけてください。違った行動をとっていればどうなっていたかを想像してみましょう。今後のために何か学ぶところがあるはずです（第8章を参照。再発について書かれています）。

- しばらく過食をしないでいると,多くの人がとても不安になってしまいます。一度でもまた過食をすると「ふりだし」に戻ってしまうと思うからです。そうではないということを確かめるために,計画的過食をするのもひとつの方法です。小さな失敗のせいで,これまで何週間もあなたが頑張ってきたことがすべて台無しになるわけではないということを忘れないでください。
- 過食の引き金になるような人,場所,状況をできるだけ避けましょう。
- あなたの知り合いで過食症を克服した人がいれば,何が効果的だったのか教えてもらいましょう。

「食べたい」という衝動を乗り越えるために
- 「食べたい」という衝動を自己観察して,衝動の強さ(1〜10点)と持続時間をチェックしましょう。
- 次のチェリーの例のように,過食することがあなたの考えや気持ち,体の状態にどのような影響を与えることになりそうか紙に書いてみましょう。

 チェリー
 チェリーは自分が寂しいと感じているときに過食衝動が起こることに気がつきました。家族がチェリーひとりを残して出かけてしまい,彼女は家で勉強しなくてはならないようなときです。彼女は日誌に,「過食をすれば,寂しさや勉強しないといけないことに対する怒りを紛らわせてくれる」と書きました。

　日誌を自分ひとりで,またはあなたの援助者と一緒に見直して,過食で紛らそうとした何かを,過食の代わりに解消してくれそうな行動のリストを作ってみてください。あなたの過食衝動は,普通にお腹が空いたときに起こる場合もあれば,何かのできごとが引き金となって起こる場合もあるでしょう。「食べたい」という衝動それ自体はあって当たり前のことですから,衝動に対処するためにいろいろな作戦を練っておく必要があります。

- 引き離し作戦:衝動と自分自身を引き離してみましょう。「私は過食したくてたまらない」と考える代わりに,「私は今たくさん食べたいという衝動を体験している。衝動は強まるだろうが,いずれ消えるだろう」というふうに考えてみてください。「なるようになれ」と衝動を体験してみましょう。必ずしも衝動の言いなりになる必要はありません。「衝動に逆らい

続ければもっとひどいことになるだろう」とあなたは思うかもしれませんが，そんなことはありません。衝動の言いなりにさえならなければ，衝動はいずれ弱まり消えてしまいます。
- イメージ作戦：「食べたい」という衝動は波のようなものだと想像してみましょう。バランスを取りながら「食欲」という波の上をサーフィンしている自分をイメージし，そのパワーに飲み込まれないようにしてください。

　「食べたい」という衝動を「怪獣」のようなものだと想像してみましょう。発見次第ただちにやっつけてください。

　「食べたい」という衝動を体内の腫瘍のようなものだと想像してみましょう。外科医になったつもりで，メスで腫瘍を切除しましょう。
- 理論作戦：食べることによって「短期的にプラスになること」を考え始めたときには，「長期的にマイナスになること」を考えて対抗しましょう。
- 気逸らし作戦：「食べたい」という衝動から気を逸らせてくれそうな行動のリストを作りましょう。

　もしあなたの過食の引き金が怒りやフラストレーションである場合は，他の方法がもっと効果的かもしれません。「自己主張スキル」で対処してみるとよいでしょう（第11章を参照）。

もし失敗したら

　失敗は誰にでもあります。失敗は，病気がよくなる上で欠かせない大切なプロセスです。失敗を課題，または学習のよい機会としてとらえましょう。一番大事なことは，失敗しても上手に切り抜けて，「ふりだし」に戻ったとは考えないことです。

失敗したらどうすればいい？
- 立ち止まって，考えましょう。できるだけ早く手を打って，その状況から抜け出しましょう。
- 落ち着きましょう。自分自身を客観的に観察しましょう。あなたは後ろめたさを感じて自分を責めるでしょうが，このような気持ちがゆっくりと消えていくのを待ってください。失敗は病気がよくなる上での正常なプロセスだということを思い出しましょう。
- 作戦を練り直しましょう。バランスシートと手紙を取り出して，よく読み直しましょう。自分がどれだけ頑張ってきたのかを考えて，目標を修正し

てください。そうすれば，コントロールを取り戻すことができるでしょう。
- 失敗に至った状況を振り返ってみましょう。初期の段階で警告サインがあったでしょうか？ 状況に対処しようとしたでしょうか？ 今後に向けて何を学んだでしょうか？
- 立ち直りましょう。あなたの対処法をひとつだけ実行して，外に出かけましょう。
- 助けを求めましょう。あなたの援助者がとても頼りになるときかもしれません。すぐに連絡をとりましょう。

第5章

嘔吐，下剤，利尿剤
―― ケーキは食べるとなくなるもの*

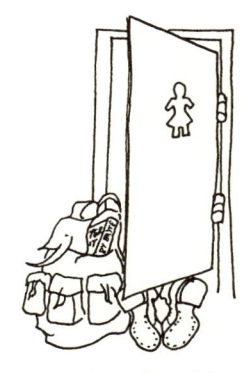

　あなたは食事制限以外の体重コントロール法について本で読んだり，誰かに聞いたことがあるかもしれませんね。あるいは，すでに自分自身で見つけてしまっているのかもしれません。最もよく使われる方法は，吐いたり，下剤や利尿剤を使用することです。ダイエットだけでは望むような効果が得られないと感じたときや，過食をするようになってしまったときに，しばしばこれらの「体重コントロール法」が始められます。あなたはこのような方法によって「体重を減らすことができるし，健康を損ねることもないわ。私のケーキは食べてもなくならないのよ」と思っているかもしれませんが，本当にそうでしょうか？　あなたは心のどこかで，このような方法を用いることに対して少しは恥ずかしく，不安に思っていることでしょう。不安になるあなたは正しいのです。

事実と向き合おう

　まず最初に事実を詳しく見てみましょう。このような方法でどれくらいうまく体重をコントロールできるでしょうか？　食べてから嘔吐する

---

* ["You cannot eat your cake and have it."　英語のことわざで「同時にふたつのよいことはできない」という意味]

までの時間や，嘔吐する習慣がどれくらいの期間続いているかにもよりますが，吐くことによって，摂取したカロリーの30〜50％を取り除くことができるかもしれません。しかし，これは持続的な体重の減少にはけっしてつながらないのです。吐けば吐くほど，あなたの体はますます食べ物を渇望するようになるのです。このことがもっとひどい過食を招き，過食をすればさらにもっと吐きたくなるでしょう。悪循環が始まってしまったのです……。

下剤と利尿剤の使用はカロリーの喪失にはつながりません。確かに体重は減るかもしれませんが，それは体液の喪失が起こるからであり，ほんの一時的なものなのです。体液の喪失が起こるとそれに反応して，あなたの体は水分の喪失を防ぐために抗利尿ホルモン，アルドステロン，レニンといったさまざまなホルモンを産生します。これらのホルモンは水分の貯留を引き起こすので，あなたは体がむくんだり重くなってしまったと感じるでしょう。朝方には目の周りやお腹が，夜には足首がむくんでいることに気づくかもしれません。このために，あなたは下剤や利尿剤の量をさらに増やしたいと思うでしょう。さらなる悪循環が……。

長期間，習慣的に下剤を飲み続けると腸の動きが悪くなり，便秘を引き起こします。そして，下剤の量を次第に増やさなければならなくなるでしょう。下剤を飲めば飲むほど，ますます便秘がひどくなるのです。さらなる悪循環に陥ってしまったのです……。

不安になることが正しい理由

嘔吐したり下剤や利尿剤を使用することは，多くの健康上の問題を引き起こします。あなたは以下のことを知っておく必要があります。

- 嘔吐，下剤や利尿剤の使用は，血液中の電解質と水分の喪失につながります。これらは一般的に，慢性的な疲労感，体力低下，集中力低下，めまい，頭痛，動悸の原因となります。けいれん発作，不整脈，腎障害を引き起こす可能性があることも知っておいてください。
- 嘔吐によって吐き出される胃酸は歯のエナメル質を溶かします。これによって，歯はもろくなり，虫歯になりやすくなります。

- 唾液腺は，あなたが吐いているときにもっと多くの唾液を出そうと頑張りすぎて，その結果，腫れ上がってしまうかもしれません。これは危険なことではないのですが，時々痛みを伴います。また，このためにあなたの顔は太って腫れ上がったように見えるでしょう。まるでおたふくかぜにかかっているかのように見えるかもしれません。このため，あなたはもっと体重を減らさなければならないと思い，さらに吐く回数が増えるかもしれません。さらなる悪循環が始まってしまいます……。
- 嘔吐することによって食道が傷つくことがあります。胃痛や吐血はよくある症状です。食べた物が逆流することも習慣的になるかもしれません。
- 慢性的な下剤の使用は腸の微細な神経群を破壊し，腸管麻痺を引き起こす可能性があります。これは命にかかわる危険な合併症で，外科的手術が必要です。トイレで力んでいるうちに，脱肛が起きるかもしれません。
- 以下の中で，あなたに当てはまる健康上の問題に○をしてください。

慢性的な疲労感	吐血
脱毛	歯の異常
体力低下	けいれん発作
集中力低下	不整脈
めまい	便秘
頭痛	肛門出血
動悸	脱肛
胃痛	腎結石
体のむくみ	尿路感染症
腎障害	足首のむくみ
月経不順	

　これらの問題のほとんどは可逆的であり，嘔吐や下剤・利尿剤の使用をやめればすみやかに改善するでしょう。このような医学的な問題が，今のところどれもあなたに当てはまらないならば，少し安心してもよいかもしれません。しかし，しばらく時間が経ってから起こってくる問題もあるということを心に留めておいてください。

あなたの体重コントロール法は？

　嘔吐や下剤・利尿剤の使用に対する考え方は，人によってさまざまで

す。

タイプA：吐くことは体にとって必要なことだと考えている人もいます。そのような人たちは，自分の意思で吐いているという自覚がありません。カーラの例を見てみましょう。彼女は25歳の女優で，15歳のときに摂食障害が始まりました。「過食してしまうとお腹が苦しくなって，むかむかしてくるの。苦痛なのよ。自分で吐こうと思って吐くのではないのよ。ちょっと体をかがめると，食べた物が出てくるの。それだけのことなのよ」

タイプB：嘔吐や下剤・利尿剤の使用を日課の一部，習慣のようなものと考えている人もいます。
　ナターシャ：「吐くことはちょうど歯磨きをするようなものなのよ。吐くときはあまり考えずにそうするわ。吐くと清潔になった感じがするの。吐かずにはいられないわ」
　リリー：「私は食事のたびに下剤を5錠飲むの。それが習慣になっているのよ。だからあまり考えないわ」

タイプC：嘔吐や下剤・利尿剤の使用について苦しみ，恥ずかしく感じている人もいます。
　スーザン：「吐くために毎日便器に顔を突っ込むのは嫌なのよ。自分がとても恥ずかしいわ。どうしてこんなことをするようになってしまったの？　どうしてここまで落ちぶれてしまったの？　後でとても恐ろしくなって，もう二度と吐かないようにしようと自分に言い聞かせるの。でもまた吐いてしまって，また苦しみが始まるのよ」
　シーラ：「昨日5時間も過食したの。その後，パニックになって，下剤を80錠も飲んでしまったのよ。一晩中トイレに座りっぱなしだったの。苦しくてたまらなかったわ。自分自身にうんざりしたけど，どうせ私にはそれがお似合いなんだわ」

あなたの考え方に最も近いタイプに○をしてください。

タイプＡ　　タイプＢ　　タイプＣ
その他（記述してください）：

　タイプＡかタイプＢが嘔吐や下剤・利尿剤の使用に対するあなたの考え方に近いと思うのなら，はじめからそうであったのかどうかを自分自身に尋ねてみてください。あなたは自分自身をその苦しみから切り離した状態にしてしまっています。あなたはもう一度そういった苦しみに触れる必要があります。あなたが嘔吐や下剤・利尿剤乱用のマイナス面（苦痛，危険，恥ずかしさ，など）から自分自身を切り離せば切り離すほど，それらをやめることはますますむずかしくなるでしょう。

嘔吐をやめる方法

　あなたが以下のいずれかに当てはまる場合は，プランＡを実行してみてください。

- １週間に２，３回だけ吐いてしまう。
- 過食した数時間後によく吐いてしまう。
- 過食の後でもまったく吐かないことが時々ある。

　あなたが以下のいずれかに当てはまる場合は，プランＢを実行してみてください。

- ほとんど毎日吐く。
- おやつや食事の後，過食した後に吐く。

プランＡ：あなたは自分が思っている以上に，かなり嘔吐をコントロールできています。以下のプランを実行すれば，もっと嘔吐の回数を減らすことができるようになります。

- 最近の２，３週間を振り返ってみてください。１週間あたり最高で何回吐きましたか？
- これから先の１週間で，これよりも吐く回数が１回だけ少なくなるように

してみましょう。
- 簡単にクリアできたら，その次の週は嘔吐の回数をさらに1回だけ減らしてください。
- そうすることがむずかしければ，簡単にできるようになるまで同じ段階を繰り返してください。
- 1，2週ごとに嘔吐の回数を減らしていって，嘔吐をやめることができるようになるまで，この方法を続けましょう。

　始める前にアドバイスを一言：週のはじめにいつも週間目標を日誌に書いて，それを守るように心がけてください。目標をきちんと守るようにしましょう。しかし，早急な変化を求めてはいけません。

- 過食の量が普段より多くても，できるだけ食べた物を吐かずに我慢しましょう。それがむずかしすぎるなら，少なくとも吐くまでの時間を長くするように頑張ってみてください。そうするとあなたはとても不安になるでしょう。そのような場合は，プランBで述べられている対処法を用いるようにしてください。
- 週間目標の回数よりも多く吐いてしまったら，前の週の目標に戻ってください（病気がよくなる過程では，2歩進んで1歩下がることもあるということを思い出してください）。先週のあなたの目標は少し高すぎたのでしょう。

プランB：体重が増えることに対する不安やその他の不安を解消する手段として，自分から吐くという方法を用いることにあなたはすっかり慣れてしまっています。このような方法を放棄するのは，むずかしいことだと思います。あなたは苦しくなるほど満腹しているか，お腹がまったく空っぽであるかの両極端の状態しか知らないのでしょう。摂食障害ではない人のほとんどは，軽い空腹から食後の心地よい満腹感に至るまでのさまざまな状態を知っています。あなたはこのような状態に再び慣れる必要があります。そのためには，食べてから嘔吐するまでの時間を少しずつ延ばすことができるように頑張ってみることが最もよい方法なのです。

- 最近の1，2週間のことを振り返ってみてください。食事をしてから吐くまでの時間は，平均するとどれくらいですか？

- これから先の1週間で、この時間を長くするように頑張ってみてください。
- 次の週はその時間がさらに少しだけ長くなるように頑張ってみてください。その週の目標を十分に達成できたら、さらに目標時間を長くしてみましょう。
- あなたがいつも食後すぐに吐いてしまう人であれば、例えば、最初は食後の5分間だけは吐かないようにするなど、ごく短い時間から始めてもよいでしょう。あまり高望みをするよりも、控えめな目標を着実に達成していく方がよいのです。

不安の対処法

嘔吐を遅らせることによって、あなたはとても不安になるでしょう。お腹がひどく苦しいと感じ、体重が増えることに対する恐怖感がとても強まるでしょう。

- 不安に対処するための最も効果的な方法は、例えば、友だちに電話をする、誰かと一緒に過ごす、散歩に行く、あるいは第4章で説明したような「引き離し作戦」「イメージ作戦」を用いることで、気を逸らすようにすることです。それ以外では、例えば、空きビンを2、3本叩き割るというのも気分がすっきりするかもしれません（テレビを見たり、本を読むという方法は、トイレにすぐ駆け込めてしまうので、普通はうまくいきません）。

マーガレット

マーガレットは35歳の主婦で、ふたりの子どもの母親です。パッチワークが趣味なので、気を逸らす方法として針仕事をすることに決めました。吐きたいと思うたびに、パッチワークのベッドカバーに布を1枚縫い足しました。「パッチワークは不安を和らげるのに役立ったわ。それと同時に、ベッドカバーが大きくなっていくのを見ると、不安を何か役に立つことに変えることができたと思えたのよ」

ジュディス

ジュディスは宗教的な解決法を見つけました。「吐きたいと思ったときは、ロザリオの祈りを唱えたの。でも不安がとても強すぎてどうすることもできないときには、近くの教会に行って祈ったわ」

- あなたにとって効果的な方法を見つけることが重要です。
- 安心できるような言葉や、逆に怖くなるような言葉をカードに書いて、それをいつも持ち歩くことが役に立つ人もいます。また、自分自身を題材にしたコミックソングやテーマソングを作る人もいます。

エリザベス

エリザベスはとても才能のある歌手でした。嘔吐することによって声がかすれるかもしれないと聞いて、彼女はカードに「私は歌手になりたい。私は声を傷つけたくない。吐くことに頼ってはいけない」と書くことにしました。吐きたくなったときにはカードを取り出して、声に出して読み上げました。「カードの言葉を声に出して読むことで、今までよりも吐くことを我慢できるようになったのよ」

スーザン

スーザンは一度に100錠もの下剤を飲むことがしばしばありました。彼女はカードに「こんなことを続けていたら健康をひどく損ねてしまうので、やめなければならない」と書きました。彼女は下剤を飲みたくなったときに何度かこのカードを取り出してみましたが、すぐにこの方法をやめてしまいました。下剤を乱用することで生じる健康上の問題を考えると、かえってパニックに陥るだけだったからです。

カードを作るときには、一般的なことを書くのではなく、あなたにとって特別なこと、ネガティブなことよりもポジティブなことを書く方がよいということが、スーザンの例からわかるでしょう。

大切なルール

- 1回にひとつの方法を、1週間だけやってみましょう。
- うまくいかない場合は、やりやすい方法に変えて、もう一度やってみましょう。
- あなたがプランBを行なっている場合は特に、週間目標を達成すれば自分自身にごほうびとして「贈り物」をあげることが大切です。そうしないと、週ごとのステップは小さなものなので、うまく進んでいるということを忘れてしまうかもしれません。あなたが欲しいと思うかもしれない「贈り物」のリストを以下に挙げてみます。リストに追加したいものがあれば、自分

で考えてみてください。自分自身に何か素敵な「贈り物」をしてあげましょう。

　　本
　　花束
　　植物
　　イヤリング
　　田舎で1日のんびりと過ごすこと

・嘔吐を完全にやめることができるまでは，吐いた直後に歯を磨いてはいけないということを知っておいてください。歯を磨くと酸の中で歯をこすることになり，歯を傷めます。水，あるいは重曹かフッ素の溶液で軽く口をゆすぐのがよいでしょう。

下剤や利尿剤，その他の薬剤の乱用をやめる方法

　あなたが下剤や利尿剤を毎日かなり大量に服用しているなら，急にそれをやめると，反動で体に水がたまり，全身がむくむかもしれません。下剤や利尿剤は少しずつ減らす方がよいでしょう。1日あたりの服用量を減らしていくか，服用しない日を週ごとに少しずつ増やしていくか，どちらかの方法でやってみましょう。

便秘の対処法

　下剤をやめると，しばらくの間は必ず便秘になります。そのためにお腹が張り，不快に感じるでしょう。いずれにしても，女性の多くは便秘がちで，毎日排便があるわけではないのです。

・食事に果物や野菜を加えれば効果的でしょう。
・朝食の前に熱い飲み物を飲むと，腸が刺激されます。
・ブラン［シリアルの一種］を食べ過ぎないようにしてください。ガスが溜まってお腹が張るからです。
・下剤1錠をプルーンや他のドライフルーツ1粒に置き換えていってください。

むくみ（浮腫）の対処法

　下剤や利尿剤を少しずつ減らしているにもかかわらず，しばらくの間はむくみやすい状態が続くでしょう。これを防ぐためには，

・顔の浮腫を避けるために，上体を少し起こして眠りましょう。
・足首のむくみをとるために，足を高くして座ってください。

第 6 章

自分の体を好きになろう

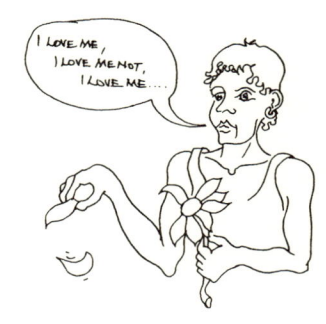

過食症の患者さんの多くが，自分の体のことを嫌でたまらないと思っています。このため，自分の体を自分自身の一部としてではなく，あたかもやっつけてしまいたい敵であるかのように扱います。また，絶えず自分の体を監視し，欠点を探しています。そして，自分の裸を見たり，自分の体に触れたり，人を近づけたり，体に触れさせたりすることができません。

ルース
ルースはとてもかわいらしい小柄な 28 歳の女性です。彼女は自分の体を次のように表現しました。「鏡に映っている自分を見てみると，グロテスクな化け物がそこにいるの。顔はしわが増えてきたし，首は亀の首のようで，胸は垂れているし，お腹は出ているし，足は太いし。私のボーイフレンドは『恥ずかしがるようなところは何もないよ』と言ってくれるし，他にもたくさんの男の人が私の容姿をほめてくれるのよ。それでも，自分自身に対する見方は少しも変わらないわ。お風呂に入るときは，誰かが偶然入ってきてしまって，体を見られるといけないので，ドアに鍵をかけるの。それから服を脱いで，急いで体を洗うのよ。裸でいることが耐えられないの。とても苦痛なのよ。ボーイフレンドに触れられるのも，そばに寄られるのも我慢できないの。もう何カ月もセックスをしていないわ。以前はかわいらしい服が好きだったけれど，今は自分の体のラインを隠すためにだぶだぶのセーターしか着ないわ。それと，以前はダンスが大好きだったけれど，最近はしなくなっ

たわ。たるんだぜい肉が揺れているところを想像すると，我慢ができないのよ」

あなたはおそらくこれほど極端なことはないでしょう。しかし，ちょっとした体重の増加や月経前の体がむくんだ感じ，あるいは誰かがあなたの容姿について言ったことなどが引き金となって，自分の体のことが嫌になってしまうのはよくあることです。

フェリシティ
「新しいセーターを着て仕事に行ったら，前から好きだった同僚が『素敵なセーターを着てるね』と言ってくれたの。私は彼が『その素敵なセーターは君には似合わないよ』という意味で言ったと思って，私の胸がとても小さいことに気づかれたと思ったのよ。それから3日間は，その考えを頭から追い払うことができなかったわ。それ以来，彼と話をすることを避けているの」

バーバラ
「通りを歩いていると，後ろから腹の立つようなことをよく言われるの。私はその人たちを怒らせるようなことは何ひとつしていないのに。つい最近も建築現場のそばを通りかかったら，男の人が何人かで作業をしているところが目に入ったの。私が通りを渡ると，彼らは口笛を吹いて，私の注意を引こうとしたわ。私は何も聞こえないふりをして，ただ前を見て歩いていたわ。すると誰かが『あいつの尻はでかいぞ』と叫んで，皆で笑ったの。そんなことがあるといつも自分の容姿に自信がなくなって，私はまったく魅力がないと思ってしまうの。見ず知らずの人がわざわざそんなことを言うのだから，本当のことだと思わない？」

上司があなたの仕事を批判したり，あなたの家の水道管が破裂したというような，あなたの容姿とは関係のないストレス状況や不愉快なできごとを経験したときでさえ，あなたは自分の体のことが嫌になってしまうかもしれませんね。多くの摂食障害の患者さんにとって，自分の体をどう思っているかということは，自分自身や自分の人生についてどのように思っているのかを表わす最も鋭敏なバロメーターなのです。

体型について学んでみよう

・近くの美術館，考古学・人類学博物館，または図書館に行ってみましょう。そこで女性を描いた絵や彫刻を見てください。女性の体型が，何世紀もの間にいかに変わってきたのか，いかに文化によって違うのかがわかるでしょう。古代ギリシャやローマの彫刻，またはアフリカの部族の女性を描いた絵はがきを何枚か買って，あなたの寝室の壁に貼ってください。これを見てあなたは何を感じますか？

・喫茶店に入って，店の前を通り過ぎる人を眺めてみましょう。ファッションモデルのようにスリムではないけれど，あなたが素敵だと思うような人を見つけてください。あなたがその人を素敵だと思う基準は何ですか？ 服装ですか？ 姿勢ですか？ 表情ですか？ それとも何か他のことですか？

・あなたの体で，優しくいたわることのできる直径3センチ程度の小さな部分を見つけて，その部分にクリームを塗ったり，マッサージをしたりして大切にしてあげましょう。このように優しくいたわることのできる部分を少しずつ増やしていってください。

自分の体を知ろう

・全身が映るような大きな鏡に自分の裸を映してください。頭からつま先までじっくりと見てみましょう。耳や足の裏を見るのも忘れないでください。手鏡で背中も見るようにしましょう。何が見えますか？ あなたの体の中で好きな部分と嫌いな部分を3つずつ紙に書いてください。「私の体には何もよいところがない」と言って逃げてはいけません。

・親友や他の人が，あなたの容姿で好きと言ってくれそうな部分と嫌いと言いそうな部分を3つずつ紙に書いてください。

・目を閉じた状態で，手で体に触れ，なでてみてください。まず顔から始めて下の方へ移り，体のあらゆる部分の感触をよく確かめてください。どんな感じがしますか？ あなたの皮膚がかさかさですか，すべすべですか？ 温かいですか？ 冷たいですか？ 心臓の鼓動を感じますか？ 呼吸をするたびに肋骨は動きますか？ お腹はぐうぐうと鳴っていますか？ このようなことをするのは気持ちのよいことですか？ 不快なことですか？ あるいは恐ろしいことですか？

- 壁に背中をつけて立ち，肩と頭を壁に強く押しつけるようにしてください。どんな感じがしますか？
- 自分の体を自慢するかのように，頭をまっすぐにして歩いてみましょう。首が痛むといけないので，首を伸ばしすぎないようにしてください（ひもで上から吊られているかのように歩いてください）。
- あなたの好きなスローテンポの音楽をかけて，ゆっくりと踊ってみてください。次にあなたの好きなアップテンポの音楽をかけて，できるだけ元気よく踊り，最後に全身の力を抜いてリラックスするようにしてください。

自分の体をいたわろう

もしあなたが自分の体のことを嫌いであるなら，体を無視したり，体のリズムに合わせようとしなかったり，体が発するサインに気づこうとしないでしょう。以下のことを実行して，あなたの体をいたわってあげましょう。

- 夜は十分に眠り，日中は時々休憩をとりましょう。自分自身を急き立てないようにしてください。
- あなたができることで，体や容姿のためになること，そして，あなた自身の気分がよくなるような活動のリストを作ってください。散歩，まきを割る，日光浴，スイミング，庭いじり，ダンス，美容院に行く，マッサージをしてもらう，アロマテラピーなどはどうですか？（あなたのリストが激しいスポーツばかりであるなら，本当にそれを楽しんでしているのか，それとも，それをすると体重を減らすことができるので気分がよいだけなのか，どちらなのかを考えてみてください。）
- リラクセーションも体と心を充電してくれる優れた方法です。リラクセーションの目的は，覚醒と睡眠の中間状態を体験することです。あなたの心を車にたとえるなら，車を停めて，ギアをニュートラルに入れ，アイドリングしている状態を経験してみるということです。これを行なうためにはいくつかのテクニックがあります。向き不向きがあるでしょうから，試しに全部やってみましょう。ただし，リラクセーション状態になるのはけっして簡単なことではなく，魔法のような即効性があるわけではありません。自転車や水泳と同じように，マスターするためにはこつこつと練習する必要があります。

こつこつと練習したとしても，リラクセーション状態になることがむ

ずかしいと感じる人もいます。そのような場合はリラクセーションCDが役に立つでしょう。以下に述べるエクササイズの指示を録音してみるのもよいでしょう。

リラクセーション・エクササイズ1 [注]
　このエクササイズでは「プログレッシブ・リラクセーション・トレーニング」という体系的な方法を用いて，筋肉を緊張させたり弛緩させることにより，体のリラクセーション状態を生じさせることができます。座り心地のよい椅子に腰かけてください。きつい服を身に着けている場合は，弛めてください。眼鏡をかけていればはずしてください。また，十分な暖かさを保つようにしてください。さあ，始める準備ができましたか？

・目を閉じて呼吸に集中してください。大きく息を吸って，止めて，吐いて。さあ，もう一度。大きく息を吸って，止めて，吐いて。呼吸のリズムを保ちましょう。あまり早く呼吸をしすぎるとめまいがすることがあるので注意してください。リラクセーション・エクササイズの間，あなたはさまざまな筋肉を緊張させたり弛緩させたりするように指示されます。筋肉を緊張させながら息を吸い込み，弛緩させながら息を吐き出せば，簡単にできるでしょう。
・目をぎゅっと閉じて，歯をかみ締め，唇をすぼめましょう。顔の筋肉がぴんと引き締まっているのを感じたら，筋肉を緩めて，緊張がとれていくのを感じてください。さあ，もう一度。息を吸いながら目をぎゅっと閉じ，歯をかみ締め，唇をすぼめて，筋肉を弛めながらゆっくりと息を吐き出しましょう。もう一度，顔の筋肉を緊張させて，そのままの状態を保ち，それからゆっくりと息を吐き出しながら筋肉を弛めてください。
・安定したリズムで呼吸を続け，肩を耳の高さまで上げて，息を吐きながら肩を下ろしましょう。あと2回これを行なって，首と肩の緊張がとれていくのを感じてください。
・次に，息を吸いながら二の腕の筋肉に力を入れて力こぶを作り，しばらくの間その状態を保ち，それから息を吐き出しながら筋肉を弛めてください。二の腕の筋肉を緊張させて，その後，弛めたときに，腕がどれくらい重た

注) Wanigaratne, S., Wallace, W., Pullin, J., Keaney, F., & Farmer, R. (1990). ***Relapse Prevention for Addictive Behaviours***. London: Blackwell Scientific Publications. を改変。

く感じるかに注意を向けてください。
- 次は握りこぶしを作って、しばらくその状態を保ち、その後、弛めましょう。もう一度握りこぶしを作って、そのままの状態を保ち、それからゆっくりと弛めてください。
- 先程よりも大きく息を吸って、胸とお腹の筋肉が広がっていくのを感じるようにしましょう。それから息を止めて、ゆっくりと吐いて、同じように大きく息を吸って、止めて、吐いてください。このようなやり方を繰り返して、ゆっくりとしたリズムで呼吸を続けてください。
- 次はお腹の筋肉に力を入れて、その後、筋肉を弛めながらゆっくりと息を吐き出しましょう。もう一度、お腹に力を入れて、そのままの状態を保ち、そして弛めてください。さらにもう一度お腹の筋肉に力を入れて、その状態を保ち、息を吐きながら力を弛めてください。
- 次はお尻の筋肉を使いましょう。お尻に力を入れて、そのままの状態を保ち、それから力を弛めてください。同じことをあと2回繰り返してください。
- 次に息を吸いながら、膝から上の部分の脚の筋肉に力を入れてください。そのままの状態をしばらく保ち、それから息を吐きながら、力を弛めましょう。同じことをあと2回行ってください。
- 次につま先を反らせて、ふくらはぎの筋肉に力を入れ、その状態を保ち、それから力を弛めましょう。もう一度これを繰り返してください。あなたは自分の足が重たく感じるはずです。
- 規則正しい呼吸を続けてください。あなたの体はリラックスして、気持ちよく、重みで椅子に沈んでいきます。楽しいことを思い浮かべるようにしてください。
- ゆっくりと目を開け、少しずつ体を動かし、意識を周囲に広げていきながら、リラクセーションを終了するようにしましょう。あなたは穏やかでリフレッシュして、リラックスした状態で覚醒していると感じるでしょう。
- 1日に2、3回このエクササイズを行なってください。これをマスターしたら、次第に使う筋肉を少なくして、最小限の筋肉を使ったエクササイズでリラクセーション状態になることができるようにしてください。

リラクセーション・エクササイズ2
- 目を閉じて深く息を吸い、止めて、それからゆっくりと息を吐いてください。もう一度息を吸って、止めて、ゆっくりと吐いてください。このエクササイズの間は呼吸を安定させるようにしてください。
- あなたの体の中が、細かく柔らかい砂でいっぱいになっていて、指先とつ

ま先に小さな穴が開いていると想像してみてください。その砂は指先とつま先の穴を通って，少しずつ体から出て行きます。砂が体から出て行くのを感じながら，それにつれて体がだらんと重くなるのを感じてください。
・砂が体から出て行き始めると，頭を前に垂らしてください。砂が減っていくにつれて，腕とお腹はだらんと重たく感じられ，椅子の背に沈み込みます。あなたは砂がゆっくりと足から出て行くのを感じ，それにつれて足の筋肉がだらんと弛緩するのを感じます。最後の砂の粒がつま先から落ちて出て行くとき，あなたの体全体が弛緩し，気持ちよく，そして重たく感じられます。目を閉じたままゆっくりと安定した呼吸を続けながら，穏やかで楽しいことを思い浮かべるようにしてください。リラクセーション・エクササイズを終了したいと思ったときは，少しずつ目を開けて意識を周囲に広げていってください。少しずつ腕と足を動かしてください。あなたは穏やかでリフレッシュして，リラックスした状態で覚醒していると感じるでしょう。

体とともに生きていくために

　嫌いな体とともに生きていくのはむずかしいことです。私たちのクリニックを訪れる多くの患者さんは，自分の人生と仲よくやっていこうとしていません。外出をしない，人づき合いを避ける……などなど。また，「もし私が～だったら，私の人生はまったく違うものになっていただろう」と皆同じような夢を見ています。「もし私がもっとスリムだったら……，もし下半身がこんなに太くなかったら……，もし足が細かったら……，もしお腹がこんなに出ていなかったら……」。このようなことばかり考えて，数年間を無駄に過ごしてしまう人もいます。
　悲劇的なことですが，摂食障害の初期の段階では自分を痛めつけるような激しいダイエットによって，しばらくの間は理想的な体型になることができる人もいます。そしてこの時期は数年経った後で，どんな犠牲を払ってでもそこに戻りたいと思うような，人生の中の最良の時期として思い出されます。どれほど高価な代償を支払うことになってしまったのか，ほとんどの人は気がつきません。

第 6 章　自分の体を好きになろう

ジューン
「正直に言って，体重が 45kg だったときは，あまり幸せではなかったわ。昼も夜も食べ物のことばかり考えていて，夢にまで見たし，無理やり食べさせられているような悪夢を見たこともあるわ。私は何を食べても罪悪感を感じたのよ。りんご 1 個食べても後悔したわ。ボーイフレンドといつもけんかをしていたことを覚えているわ。その頃，私はとてもいらいらしていたと思うの。音楽にも興味が持てなくなったし，私のことをかわいいと言ってくれる人はたくさんいたけれど，親友たちは私の性格がすっかり変わってしまったと思っているようだったわ。いつも気が散って，集中できず，話をするときは相手を見ることもできなかったわ。友だちはそのことが気に入らなかったのよ」

　摂食障害をかかえる女性は自分が太っていると思いがちで，食べることがコントロールできなくなればなるほど，この傾向は強まります。したがって，あなたの食行動を改善すれば，自分の体型に対する感じ方にもよい影響が及ぶことでしょう。しかし，感じ方を変えることは行動を変えることよりもずっとむずかしいことですし，感じ方のほうはゆっくりと時間をかけて変わっていくものなのです。ですから，あなたがかなり早く正常な食習慣を取り戻したとしても，自分の体に対するマイナス・イメージはしばらく続くでしょう。でも，あきらめないでください。短期間ですべてを変えることはできないのです。
　自分の体が嫌いだからという理由で避けているようなことに，あえてトライしてみてはどうでしょうか？　これ以上時間を無駄にしてどうしますか？

スーザン
　スーザンは自分が避けている状況のリストを作り，最も不安な状況から始めて，それほど不安ではないけれどそれでも避けているような状況まで，不安の高い順に書き並べました。以下が彼女のリストです。

・ビキニ姿で泳ぐこと（不可能）
・男性とチークダンスを踊ること（誰かと体をぴったりくっつけるのはむずかしい）
・パーティに行くこと（知らない人に会うことはむずかしいし，どんな

話をすればよいのかわからない）
- 友だちとレストランに行く（食べているところを友だちに見られたら，どのように思われるか心配）
- タイトスカートをはく（お腹が出ていることが心配）
- 半袖のTシャツを着る（腕がたるんでいるから不安）
- 派手な色の服を着る（目立つのが怖い）

- あなたも同じようなリストを作ってみてください。これから先の1週間はまず簡単な状況にチャレンジして，次の週にはもう少しむずかしい状況にチャレンジしてみましょう。あなたの週間目標にこれを組み込んでください。

　チャレンジする際には，最初から簡単にできると思ったり，楽しくやれるとは思わないでください。自分自身に意識が向かいすぎてしまうために，不安で，辛い体験をすることになるということを覚悟しておいてください。自分にもっと自信が持てるようになるまでには，かなりの時間がかかるでしょう。病気がよくなるためには多少のリスクを伴います。でも，それであなたは何か失うものがありますか？

参考図書
Baker, N.C. (1984). *The Beauty Trap*. London: Piatkus.
Hutchinson, M.G. (1985). *Transforming Body Image*. Freedom, CA: Crossing Press.
Wolf, N. (1991). *The Beauty Myth*. London: Vintage.

第7章

ジャック・スプラットの
おかみさん
―― 肥満は健康にいいかも

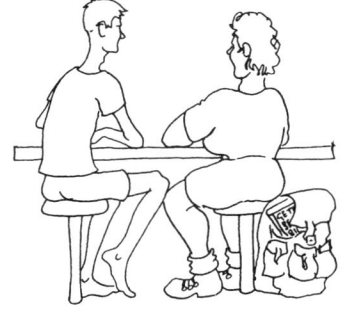

　この章は，過食症に加えて，肥満の問題をかかえている人のために書かれています。もしあなたの体重が標準体重を上まわっているような場合は（第3章の表3.1を参照），ぜひこの章を読んでください。

　イギリスにはジャック・スプラットとそのおかみさんのことを歌った有名な童謡があります。「ジャック・スプラットはあぶらみがきらい。おかみさんはあかみがきらい……」。挿し絵の中では，おかみさんは太っているけれど，いつも幸せそうに描かれています。

　今の世の中では，太めな人がハッピーでいるのはむずかしいことです。ルーベンスの豊満な裸婦像や，マリリン・モンロー，ジェーン・ラッセルといったグラマーなハリウッド女優がもてはやされた時代ははるか遠い昔になりました。あなたがもし体重オーバーしているなら，常にダイエットのプレッシャーにさらされていることでしょう。あなたが社会の理想とする基準に従おうと努力しなければ，雑誌や新聞，知り合いや友だちまでもが，あなたを人間として劣っているような気持ちにさせるかもしれません。

　　ジョージー
　「子どもの頃からずっと，私は太っていたわ。今は114kgあるの。そのせいで，小さいときからずっと悪口を言われ，いじめられて，恥ずかしい思

いをしてきたのよ。太っているからといって，誰もが私を叱る権利があると思っているらしいけど，信じられないことだわ。この前，耳が痛くて，近くの診療所にはじめてかかったの。そこの医者はあまり耳を診察しないで，肥満が健康に及ぼすリスクについて延々と説教を始めて，最後には『栄養士に相談しなさい』と私に言ったわ」。ジョージーは次のようにも語りました。「私がやせようと努力する限りは，みんな喜んで，励ましてくれるでしょうね。でも，もし人前でケーキを食べようものなら，みんなこう言うわ，『あら，ダイエット中じゃなかったの？　ちょっと食べ過ぎじゃない？　もう少しやせたら，かわいく見えるのにね』。何も言わなくても，みんなの顔を見れば私を非難しているのがわかるわ。『あの子はだらしない』ってみんな思っているのよ」

　肥満研究の世界的権威，デイヴィッド・ガーナー博士は，肥満患者がおかれた困難な状況について先頃，次のようにコメントしました。「肥満は欧米社会において今日に至ってもなお，身体的特質に押された烙印のひとつであり，社会の各方面で差別を生んでいます」。博士はまた，次のようにも言っています。「肥満に関連した社会的差別と闘うために人々を教育することによって，肥満を受容し，肥満患者に市民権を与えるべきであるということを，今こそはっきりと主張すべきです」

　1992 年にアメリカで，女性団体が反ダイエット・キャンペーンを張って，次のようなスローガンのもとに体重計を次々と破壊しました。「女性よりも魚をはかれ（Scales are for fish, not women）」

肥満が健康に及ぼすリスク

　太っている人々にとって，「健康を損ねている」と言われることは耳の痛い話です。多くのケースで，ダイエットは医師の勧めによって始められます。これまでの健康推進キャンペーンでは，肥満は心臓病，高血圧，糖尿病，関節障害や一部のがんの原因になると主張されてきました。しかし最近，専門家たちは，このようなリスクは，少なくとも軽度〜中等度肥満の人々については，それほど当てはまらないと考えています。肥満は，ある種の病気を予防してくれることもあるのです。最新の研究によると，心臓病の原因やそれによる死亡に関連しているのは肥満それ

自体ではなく，ダイエット中の人にはおなじみの，増えたり減ったりする体重の変動なのです。肥満で健康体の人と標準体重かそれ以下の人では，病気になるリスクはそれほど変わらないのです。

絵に描いたパイ

　あなたは次のように反論するかもしれませんね。「よくわかったわ。だけど，世の中が肥満を認めてくれるようになるまでなんて待っていられない。やっぱり絶対にやせたいの」。しかし，第3章に「ダイエットは効果がない」と書かれていたのを思い出してください。ダイエットをすれば，過食が始まってしまう確率が高まります。あなたの体重は増えたり減ったりを繰り返すでしょう。このような変動は，血中のインスリン，脂肪，ブドウ糖の値を不安定にさせて，危険な代謝パターンを生み出す原因となり，最終的にあなたの体重はどんどん増えていくでしょう。このように，健康と美容のために始めたダイエットが，反対の結果を招いてしまうのです。

　サマンサ
　サマンサは23歳のエステティシャンです。彼女はこの3年間で約40kgも太りました。もとはといえば厳しいダイエットが引き金で過食が始まり，体重が増減する悪循環に陥って，次第に体重が増え続けた結果このようになってしまったのです。図7.1を見てください。

　過食をやめるためには，まずダイエットをやめて，体重があなたに適した値に落ち着くのを待つほかないというのが辛い真実なのです。このような真実を直視するのは，とても困難なことでしょう。第2章で述べたように，食事日誌を用いて自分の食事パターンを記録することが大切な第一歩です。1日に必要な食事量を，3回の食事とおやつにうまく配分することが重要です。

　アリソン
　アリソンは24歳の女性です。彼女は食事のコントロールができなくなっ

図 7.1　サマンサの体重グラフ

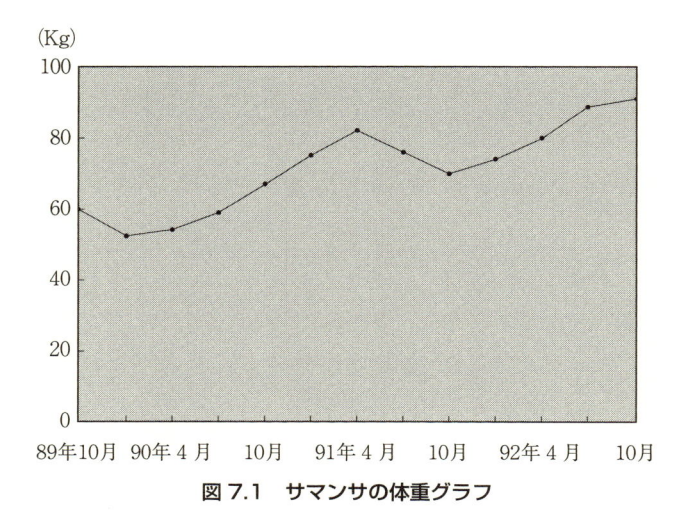

てしまいました。週のうち1，2日はダイエットをして，残りの日は過食をして過ごすようになったのです。彼女のセラピストは，1日に3回の食事と3回のおやつを食べるようにして，好きな物は何でも食べてよいとアドバイスしました。「驚いたわ。大人になってから，好きな物はほとんど食べていないということがわかったの。次から次へとダイエット法を試してきて，今になって『3食きちんと食べなさい。ポテトでもケーキでもお菓子でも好きな物は何でも食べなさい』と言われたの。これを1週間続けたら3kgやせたのには，本当にびっくりしたわ。それ以上体重は減らなかったけど，何とかその体重をキープできて，思い出せる限り，こんなことははじめてだったわ。2，3カ月たって3食きちんと食べるのに十分慣れた頃，少し食事量をカットした方がよいだろうとセラピストに勧められたの。私がとった方法は，1日に1,700kcal以上食べないように気をつけることだけだったわ。つまり，大量には食べちゃいけなかったけど，好きな物は何でも食べてよかったのよ」

ロンリー・ハート

　肥満という烙印を押されることで，あなたの普段のライフスタイルや仕事，人間関係や家庭生活に二次的な問題が生じて，悪循環に陥ることもあります。太っている限りあなたはどんな楽しいこともあきらめて，

人生をエンジョイすることを保留しているのかもしれませんね。人に何を言われるかわからないからという理由で，みじめさと孤独に自分を閉じ込めることは必ず不幸な結果を招いて，あなたはきっと坂道を転落し続けることになるでしょう。だからこそ，この点を考慮に入れて目標を定め，生活を立て直すことが大切なのです。

サマンサ

さきほど例に挙げたサマンサは，体重が増えたことにすっかりショックを受けて，エステティシャンの仕事を辞めてしまいました。同僚の女の子たちにひどい劣等感を感じたことや，制服が入らなくなったことが理由でした。その後，ますます引きこもるようになり，家から出るのは車で買い物に行くときだけでした。彼女は孤独でみじめでした。セラピストの勧めでサマンサは——考えるだけでも怖かったのですが——最低週1回外出して友だちと会ってみることにしました。次の週，サマンサはセラピストに次のように報告しました。「やってみたわ。パブに行ってみたの。もう怖くてたまらなくて，パブに入ったときは，みんなに注目されて，『何て太って醜いんだ』と思われているのを感じたわ。友だちが一緒で，私たちは隅のテーブルに座っていたんだけど，10分ぐらいしたらみんなにじろじろ見られているってことをすっかり忘れて，リラックスして楽しめたのよ。その晩は本当に楽しかったから，来週もまた出かけるつもりよ」

体を振って運動しよう

あなたはもしかしたら子どもの頃，運動が苦手だったり，不器用でよくからかわれたりしたことがあるかもしれませんね。スタイルやサイズに自信がないので運動をする気を失っていたり，サマンサのように，社会から引きこもって隠れてしまいたいと思っているかもしれませんね。しかし，それではいけません。太っているからといって，運動ができないわけではないのですから。あなたにできそうなスポーツはたくさんありますし，どれが自分に合っているか，いろいろと試してみることもできるのです。毎日の運動があなたの体重を大幅に減らしてくれることはないでしょうが，その代わりに代謝率がアップして，体重が安定します。一般に信じられていることとは反対に，運動は食欲を増加させるのでは

なく，むしろ少し抑えます。運動はまた，柔軟性や体力，持久力を高めます。ストレス解消の最良の手段でもあるのです。運動をすると悩み事を忘れ，運動を1セッションこなした後は，体が温まり，快適で，リラックスできます。摂食障害をかかえる多くの人にとっては，過食・嘔吐がストレス対処の手っ取り早い方法ですが，運動をすれば過食・嘔吐をしないですむでしょう。運動はまた，憂うつな気分や不眠を改善してくれます。

　以下のことを忘れないでください。

1．運動はカロリーを消費してくれます。
2．運動は健康を促進してくれます。
3．運動は達成感をもたらし，ストレス解消に役立ちます。
4．運動をすれば，体重が安定します。
5．運動をすれば，筋肉を保つことができます。

ハードルを越えるために

- 摂食障害をかかえる人の多くは「全か無か」的な思考パターンにとらわれているため，困難な状況にあえて飛び込んだり，辛くて二度とできないようなことを過度にしてしまう傾向があります。まずは楽しめるような軽い運動から始めて，徐々にグレードアップを図る方がよいでしょう。体にとってよいことをするために，痛みを伴うようなことをしてはいけません。もし痛みを伴うようであれば，あなたは無理をしています。息切れするようなら，スローダウンしてください。
- 人を喜ばせたいという欲求や，利己的になってしまうことに対する不安も，摂食障害をかかえる人たちの特徴です。その結果，「自分だけのために，何かに没頭する時間なんてないわ」とあなたは思っているかもしれませんね。そんなに時間をかけなくてもよいのです。たった20分の運動を週に2，3回で十分ですし，続けていくと，時間を作るのが上手になっていきます。
- あなたが小さい子どもを持つお母さんでも，もっと運動をする機会を見つけることができるでしょう。最近のスポーツセンターの多くは託児施設も整っていますから，最寄りの施設に問い合わせてみてください。
- 運動をするときに，できればあなたの子どもにも協力してもらいましょう。子どもにとってもよい習慣につながります。遠くへ散歩に行くときは，子

どもをベビーカーに乗せて連れて行ったり，自転車の後ろに乗せて一緒に出かけるのもよいでしょう。
・誰か他の人を誘って，一緒に何かやってみるという方法もあります。友だちに頼んで，フィットネスやスポーツ教室につき合ってもらうのはどうですか？
・あなたの普段の日課に合ったスポーツ活動を選べば，定期的に運動ができます。はるばる遠くまで出かけなくてはならなかったり，天候に左右されるようなスポーツはやめましょう。
・自滅的な，「穴の中のカエル」的思考（第10章を参照）のために，肥満の人の多くがどんな運動も避けたがります。「滑稽に見えるんじゃないか」とか「人にばかにされるんじゃないか」と思って，不安だからです。いつの世にも無作法な人は少数ながらいるものですが，あなたが尊敬できるような人であれば，問題を避けるよりも困難に立ち向かって前向きでいようとするあなたの勇気を，きっとたたえてくれることでしょう。
・あなたが心臓疾患や筋肉疾患などの医学的な問題をかかえていたり，運動した方がよいのかどうかが自分でわからない場合は，かかりつけの医師に相談してみてください。しかし，中等度の運動が危険であるような人はほとんどいません。

ライフスタイルを変えて健康になろう

「全か無か」的，または「完璧でなければ生きている意味がない」的思考は，運動をするにあたってはまったくそぐわない考え方です。何もマラソンを始める必要はないのです。家や職場の周辺をもう少し歩き回るなどして，あなたのライフスタイルをちょっと変えてみるだけで，体が軽くなったり持久力をアップすることができるのです。

具体的な方法としては，あなたが普段行なっていることを，もっと活発に行なってみることです。効率は考えずに，ただ思いつくままに行なってみましょう。

ウォーキング

ウォーキングは優れた運動で，誰にでもすぐにできて，けがをする心配もほとんどありません。ウォーキングをしながら，その時間を路上観察やものを考えたり，音楽やラジオを聴いたり，外国語の学習をしたり，友だちとおしゃべりをするために使うことができます。

履き心地のよいウォーキング・シューズの他には，高価な道具をそろえる必要はありません。始める前に足にパウダーを塗って，終わった後は友だちに頼んでフット・マッサージをしてもらうか，アロマオイルを数滴垂らした温かいお風呂に10分間浸かりましょう。

　最初は1日15分間だけ歩いて，1日ごとまたは1週ごとに5分ずつ増やしましょう。もし15分間でも歩くのがむずかしければ，もう少し短い時間から始めてみてください。目標は毎日1時間歩くことです。

　ちなみに，同じ距離を歩くのと走るのとでは，カロリーの消費量はまったく同じです。スピードよりも距離が大切なのです。

　ウォーキングをあなたの生活に取り入れる方法を考えましょう。

・いつもより30分早起きして歩く。
・昼休みに歩く。
・仕事帰りに歩く。
・就寝前に歩く。

　あなたにとって場所，時間，ウォーキング仲間のベストな組み合わせを，試行錯誤しながら見つけましょう。

　パートナーと一緒に歩けば，テレビや新聞に邪魔をされることなく会話ができて，素敵な時間が持てるでしょう。リラックスして，いろいろなことをじっくり考える時間も得られます。日課の短時間のウォーキングに，ペットの犬を連れて行く必要はありません。

　ウォーキングを普段のあなたの生活パターンに組み込むようにしてください。たまにさぼってしまっても，落ち込まないでください。これを念頭において，休暇の計画を立てるようにしましょう。

　階段を利用する

　ジョギングやサイクリングなどの激しい運動よりも階段を昇ることの方が，1分間あたりのカロリー消費量は高いのです。階段は家や職場，買い物に出かけているときや，公共交通機関を利用する場合などどこにでもあるので，階段の昇り降りをライフスタイルに取り入れることはとても簡単です。都会の建物だとなかなか階段が見つからないかもしれま

せんが，必ずどこかにあります。スタンフォード大学のラルフ・パッフェンバーガー博士によるアメリカでの研究は，「毎日たった50段だけ階段を昇った人は，心臓病になる確率が減った」と報告しています。

なるべくエレベーターを使わないようにするか，行きたいフロアのひとつ下の階までエレベーターに乗り，あとは階段を歩いて昇るようにしてみましょう。家でも職場でも，できるだけ階段を昇り降りしてください。トイレに行くときやお茶を入れに行くときは，必ず階段を使うように心がけてみてください。

効果を判定するには

脈拍数を測れば，運動がどれだけ効果があったのかを簡単に判定することができます。毎月1回脈拍数を測定してください。健康になればなるほど，運動後の脈拍数は減っていくはずです。一般の人の脈拍数は80／分ぐらいです。

測定の方法：片方の手で，もう一方の手首を握ります。人差し指と中指で手首の内側を押さえ，動脈の拍動を感じる部分を見つけて，15秒間の脈拍数を正確に数えてください。その数を4倍して，1分間の脈拍数を計算してください。安静時と運動時の両方の脈拍数を測りましょう。

次に，摂食障害をかかえる人たちが，どのようにして運動量を増やしていったのかをみてみましょう。

サマンサ

サマンサは太る前に通っていたエアロビクスにまた行ってみたのですが，運動量を増やしていくことに対してはじめはとても悲観的でした。彼女は一番軽いエクササイズにもついていけないことがわかって，とてもショックを受けました。セラピストは「軽い運動から少しずつ始めた方がよい」と彼女にアドバイスし，ふたりで話し合った結果，まず1日10分の早歩きをすることをサマンサの目標にしました。「セラピストから1日10分歩くように勧められたとき，そんなことをやってもまったく無駄だと思ったの。運動をするなら延々と何時間も一生懸命にするか，そうでなければ，まったく何も

しないかのどちらかだと思っていたから。セラピストは，私の体は運動に慣れるまでに時間がかかるから，徐々にやっていくべきだと説明してくれたの。あまり自信は持てなかったけど，エアロビクスができなかったことがとてもショックだったから，何とかそれでやってみようと思ったわ。はじめにしたことは，日が暮れて少し暗くなって誰も私を見ていそうにないときに，友だちとウォーキングに出かけることだったの。まず少しだけ一緒に歩いて，それから『では10分間早歩きを始めます』と言って，10分間歩くスピードをアップして，それからまたふたりでゆっくりと家に歩いて帰ったわ。そのうち，これが簡単にできるようになってきたので，1週間ごとに5分ずつ，早歩きをする時間を徐々に増やし始めたの。家から出てみるだけで，『誰かに見られているんじゃないか』という不安は薄れていって，日中でもウォーキングに出られるようになったわ。自分自身の問題に対してただ手をこまねいているのではなくて，『何かポジティブなことをやっているんだ』と思えるのは，とてもよい気分だったのよ」

クレア

クレアは29歳の女性です。彼女は電話交換手として働いていて，一日中座ったままだったので，運動をする機会を見つけることはとてもむずかしいと思っていました。「どうすれば運動をする機会を見つけて，毎日の生活の中に取り入れることができるのかまったくわからなかったわ。そこで思いついたのは，仕事に行くときにひとつ手前のバス停でバスを降りて，そこから少し歩いてみることだったの。始めた頃は，たったそれだけのことですっかり疲れ果てて，自分でも驚いたぐらいだわ。だけど，だんだん平気になって，頑張ったかいがあって，ふたつ手前のバス停，次は3つ手前のバス停で降りるようになって，1年半経った今では自転車で通勤しているの。自転車でバスを追い越すと窓の中に乗客の青白い顔が見えて，『私も以前はあんな感じだったのか』と思うと，とても優越感を感じるわ」

家でもできる運動法

多くの人は家で運動することを好みます。ひとりでできるし，ベビーシッターを雇ったり，遠くまで出かける必要がないからです。しかし，はじめは教室に通って正しい運動法を学んだ方がよいでしょう。以下に6種類の簡単なストレッチ運動を紹介します。これを最低週に3回行なえば，体がだんだん柔軟になってリラックスしていくのが感じられるでしょう。激しい運動をする前にも，これらのストレッチ運動をウォーミ

ングアップとして行なってください。どのストレッチ運動もゆっくりと滑らかに行ないましょう。それぞれを8〜12回繰り返してください。それ以上の回数行なったり急いで行なっても，効果はあがりません。1日目から12回もやる必要はありません。気持ちよく感じる程度に行なって，少しずつ回数を増やしましょう。あなたが腰痛で困っている場合は，まずかかりつけの医師に相談してください。いずれにしても，これらのストレッチ運動は無理のない程度にゆっくりと行なってください。

腕の回転運動：この運動は肩関節を柔軟にしてくれます。
- 「気をつけ」の姿勢で，背筋を伸ばし，リラックスして立ちます。右肩をゆっくりと後ろへ回します。次に左肩を同じように回し，これを左右交互に続けます。
- 右手を右肩に置きます。右ひじを前へ，次に上へ，次に後ろへと回します。左ひじも同じように回し，これを左右交互に続けます。
- まず「気をつけ」の位置から始めます。腰を動かさないように注意して，右腕を前へ，次に上へ，次に後ろへ回転させ，大きな弧を描くようにします。左腕も同じように行ない，これを左右交互に続けます。両腕を同時に回してもよいでしょう。

前屈運動：このストレッチ運動は肩，背中や腹部，足の筋肉を伸ばしてくれます。
- 背筋を伸ばし，リラックスして立ちます。両手を挙げ，指先を天井の方へ伸ばして，体全体をストレッチさせます。次に，腰とひざを曲げて，ゆっくりと両手を，気持ちよく感じられる程度に，できるだけ遠くの床につけます。体を起こして，同じ動きを繰り返しましょう。

横屈運動：この運動は体の両脇の筋肉を伸ばして，背骨の柔軟性を保ってくれます。
- 足を広げた「気をつけ」の姿勢で，背筋を伸ばし，リラックスして立ちます。左へ右へとゆっくり交互に体を曲げ，この間あなたの手が足に沿って滑り下りるようにします。体を起こすたびに背筋を伸ばしてください。足は曲げないように。体を横に曲げ，肩が前へ落ちないように気をつけましょう。気持ちよく感じられるところまで体を曲げて，まっすぐ元の位置に戻します。ゆっくりと行なってください。

足の振り子運動：この運動は股関節の可動性を保ち，大腿筋を伸ばしてくれます。

- 左足に重心をのせて，背筋を伸ばし，リラックスして立ちます。必要なら，左手を椅子の背に置いて体を支えましょう。次に，振り子運動のように右足を前後に振ってください。少しずつ，気持ちよく感じられるところまで振幅を大きくしていきます。この間，体はまっすぐに保ち，右ひざは曲げておきましょう。左足でもこれを繰り返します。

ふくらはぎストレッチ：この運動はふくらはぎを伸ばして，足首の可動性を保ってくれます。

- 壁に向かって50cmぐらいのところに立ちます。両手を壁に置いて体を支え，足の裏は床につけたまま，右足を後ろの方向へまっすぐに滑らせてください。右足のかかとをそっと床に押しつけて，ふくらはぎを伸ばしましょう。必要なら，左ひざを軽く曲げてもかまいません。

下半身ストレッチ：この運動は腰や太ももの裏の筋肉を伸ばしてくれます。

- 床に座ります。両足をまっすぐに伸ばし，ひざの裏は気持ちよく感じられる程度に床につけてください。太ももに手を置きます。ゆっくりと滑らかに，気持ちよく感じられるところまで，両手を足首に向かって伸ばしていきます。体を起こし，同じ動きを繰り返します。ゆっくりと行なってください。

町へ飛び出そう

スイミング：これは体力，持久力，柔軟性をアップするのに適しています。水によって体が支えられ，関節に負担がかからないので，あなたが肥満であったり何らかの障害をかかえている場合には特によい方法です。公共のスイミングプールの多くが，女性や母子向けの水泳教室を開いています。料金割引や年間チケットなどもあるでしょう。最寄りの施設に問い合わせてみてください。

スーザン

スーザンはずっと太り気味でしたが，出産後，食事パターンが乱れ，体重

がさらに増えてしまいました。彼女はもともと活動的な方でしたが，自分の体を恥ずかしく思うようになってからは，あまり外出しなくなりました。スイミングを始めてみるように勧められましたが，彼女はまったく気が進みませんでした。その時は「人前で水着になるのが恥ずかしい」と答えましたが，その後思い切って地元のスイミングプールやスポーツセンターに見学に行ってみました。女性だけの水泳クラスはありませんでしたが，その代わりに早朝クラスがあったので，とりあえずこれに参加して，水着の上に丈の長いTシャツを着ることにしました。その時間帯だと，プールにいる人のほとんどは眠そうであったり，泳ぎに専念していて，彼女のことなど気にしていないことがそのうちにわかりました。こうして彼女は週に3回，夫が仕事に行く前にプールに行くことができるようになりました。

マーガレット

マーガレットの体重は正常範囲の重い方でした。糖尿病の家系で，彼女も妊娠中に中等度の糖尿病を発症しました。出産後，糖尿病は治りましたが，「減量しなければ糖尿病が再発するリスクが高いだろう」と彼女は心配になりました。もっと運動が必要なことはわかっていました。彼女の主治医は，「運動をするとしたらスイミングがよいだろう」と勧めました。しかし，地元のスイミングプールに定期的に通うには家計が苦しいと考えて，主治医に協力してもらい，ちょっとしたキャンペーンを張ることにしました。彼女は次のような手紙を役所のスポーツ施設課長，保健所のカウンセラー，スイミングプールの施設長，地元選出の国会議員，厚生省あてに送りました。

……殿

私は体重に問題をかかえており，それによって私の健康が危険にさらされています。1992年の「国民の健康」政府白書では，英国における肥満患者の数を削減することが目標のひとつに掲げられています。運動は健康促進と体重コントロールにとって有効な手段であるとみなされており，健康教育審議会は国民にもっと運動をするように勧告するパンフレットを発行しています。

このような理由から，私は主治医に運動法として勧められたスイミングを始めたいのですが，そのためには以下に挙げるようなふたつの障害があるのです。

1．私には定期的にスイミングに通う経済的余裕がありません。

> 2. 私はスイミングに通うことが不安でたまりません。
>
> 　主治医にライフスタイルを変えるようにと勧められても，経済的余裕のない患者が無料でスイミングに通うことは不可能なのでしょうか？また，私のような肥満やその他の障害をかかえる患者のための特別クラスに参加することは可能でしょうか？
> 　必要な場合は，この件に関していつでも直接ご相談にうかがう心づもりです。ご助力を期待しております。
>
> 　　マーガレット・ミラー

　いったん運動を始めたら，あなたは運動プログラムにいろいろと手を加えてみたくなるかもしれませんね。

サイクリング：これは持久力や足の筋力をつけるためによい運動です。中古自転車で十分ですし，手入れも簡単です。近くの公園で安全走行するか，サイクリング・クラブに入るのもよいでしょう。

ジョギング：これは一般的な方法ですが，足の疲労骨折を招きやすいので，固い地面は避けて，適切なランニング・シューズを履いてください。ジョギング・クラブに入ってみるのもよいでしょう。メンバーには初心者もいるはずです。

ゴルフ：手軽な料金で楽しめる公共のゴルフコースもあります。

ボーリング：グループで楽しめるスポーツで，年齢を問わず入会できるクラブがあちこちにあります。

ラケット・スポーツ：バドミントンのようなスポーツなら初心者向きですし，夜間クラスや地元のクラブもあるでしょう。

ウェイト・トレーニング：この運動は女性の間にも広がりつつありますが，まず地元のスポーツセンターでクラスに入り，安全に行なう方法を学んでください。

空手，柔道：たくさんの教室がありますが，入会前に内容を確かめた方がよいでしょう。

ヨガ，ダンス：自分のレベルに合ったクラスを選んでください。まずは

初心者クラスから始めましょう。インストラクターとの相性が大切です。相性が合わなければ、クラスを変えましょう。

参考図書

Bovey, S. (1989). *Being fat is not a sin*. London: Pandora.
Donald, C. (1987). *The fat woman measures up*. Charlottetown, Canada: Rageweed Press.
Harper, A., & Lewis, G. (1982). *The big beauty book*. New York: Holt, Reinhart & Winston.
Lyons, P., & Burgard, D. (1990). *Great shape: First fitness guide for large women*. Palo Alto, CA: Bull Publishing Co.
Nichols, G. (1984). *The fat black woman's poems*. London: Virago.
Olds, R. (1984). *Big & beautiful*. Washington, DC: Acropolis Books.
Palmer, A. (1985). *You fat slob*. London: Futura.
Roberts, N. (1985). *Breaking all the rules*. New York: Viking.
Weldon, F. (1982). *The fat woman's joke*. London: Hodder & Stoughton.
Wersba, B. (1987). *Fat: A love story*. London: Bodley Head.

第 8 章

再発について
―― 「ふりだし」に戻らないために

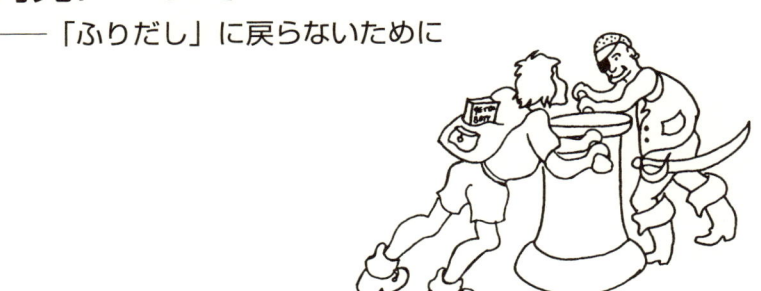

　摂食障害は，一生あなたの「アキレス腱」であり続けるかもしれません。思いもかけないときに，あなたの足元をすくうこともあります。だからこそ，再発をどのようにして防いだらよいのか，もし再発したらどうすればよいのかを知っておく必要があるのです。

再発を防ぐために

計画的再発をしてみる

　回復過程にある摂食障害の人は，食行動の問題が解消するまでの間に何度も失敗を繰り返すのが普通です。このことを知っておけば，再発しそうになっても余計なパニックを起こさずにすむでしょう。摂食障害の人の多くが，しばらくの間過食も嘔吐もしないでいられると，「今すぐにでも再発するのではないか」「再発すればかつてないほどショックが大きいのではないか」と不安になってしまいます（あなたはこれを不合理な考え方だと思いますか？　詳しくは第10章で説明します）。このような不安を乗り越えるために，計画的再発をしてみるという方法があります。けっして再発を勧めているわけではありません。一番怖いことをわざとやってみる，それが恐怖に打ち勝つ最善の方法なのです。

- 計画実行の日に，大好きな食べ物をたくさん買い込んで，過食してみましょう。テーブルの上に買ってきた食べ物を全部広げ，食べられるだけ食べましょう。過食することにできる限り集中してください。いつもしているように，全部詰め込んでみようという気持ちになれそうですか？ 普段過食するときと同じくらいの量を，食べる気になれますか？ どのような感じがしますか？ 実際に過食をしてみると，本当にそれが最悪なことのように思えますか？ 過食し終わった後で，「ふりだし」に戻ったと思いますか？
- あまりにも調子がよすぎることでかえって不安になってしまったら，最低月に1回，この練習をしてみてください。

再発してしまったら

　おおげさに騒がないこと。自己嫌悪に陥らないこと。再発してしまうと，とっさにそのできごとを大げさに考えてしまい，自己嫌悪に陥りがちです。一度でも再発すると完全な失敗で，もう二度とよくならないとあなたは思うかもしれません。また，「変化することはむずかしすぎる」「挑戦しては失敗の連続で，また挑戦するのは辛くて耐えられない」と思うかもしれませんね。

　このような不合理な考え方は捨て去るようにしましょう。過食・嘔吐への誘惑を試練としてとらえてください。うまくいくときもあれば，いかないときもある。うまくいかなかったからといって，次も失敗するとは限らないのです。

再発から学ぼう

　もし再発してしまったら，感情的にならないようにして，なぜ再発したのかをまず冷静に検討しましょう。「ただそうなってしまっただけ」と言って済ませないでください。理由が必ず何かあるはずです。次の質問に答えてみてください。

- 第3章に書かれているような食事の基本ルールをきちんと守っていましたか？ 食事のときに十分な量を食べましたか？ 食事を抜いたり，3時間

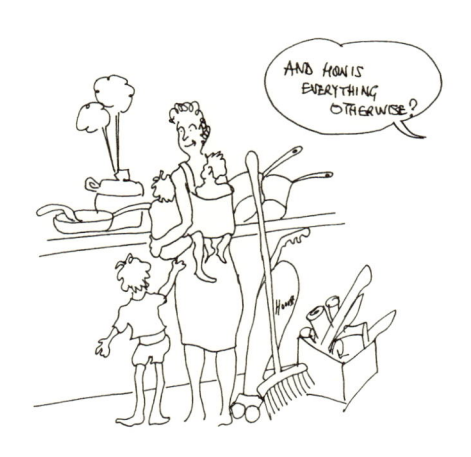

以上何も食べないままでいたりしませんでしたか？
・過食することが，今でも一番手っ取り早く楽しめることですか？　もしそうであれば，まず生活を変えて，長い目で見て問題が生じないような楽しみごとを見つけなければなりません。
・ストレス，怒り，悲しみ，不安，その他の不快な感情が再発の引き金となったのでしょうか？　もしそうであれば，過食すること以外に，どうすればこのような引き金に対処できるでしょうか？

　起きてしまった再発についてじっくりと考えてみることによって，あなたは多くのことを学び，過食に誘惑されない方法や，誘惑されたときのためのさまざまな対処法を見つけることができるでしょう。再発してしまったことを直視して，変化することへの自分の意志の強さを信じてください。引き金になった行動や状況を変えるために前向きな努力をして，変化するために周りの人に手伝ってもらいましょう。一度失敗しても，さらに過食を繰り返して完全に再発してしまうのか，一度だけでやめてしまうのかはあなた次第なのです。

女性の仕事はエンドレス

　多くの女性は，とりわけ摂食障害をかかえる女性は，職場や家庭，または社会生活において，他人の要求に応えることで自分の時間をほとんど費やしてしまい，自分自身の要求を満たす余裕がありません。あるい

表8.1 イザベルの「すべきこと」「したいこと」日誌

したこと	すべきこと	したいこと
起床	+	
車で出勤	+	
メール・電話の対応	+	
クライアントとの相談3件	+	
時間がなくて，昼食抜き	+	
銀行に行く	+	
レポートを書く	+	
クライアントとの相談2件	+	
買い物（ビスケットとチョコを買い，車で食べる）		++
車で帰宅	+	
自分で吐く		+
部屋の掃除	+	
アイロンがけ	+	
レポートを完成する	+	
夕食		+
過食		+

は，自分自身の要求に気がつかなくなってしまっていることもあります。「すべきこと」——あなたがしなければならないと思っていること——と，「したいこと」——あなたが楽しみのためにすること——とのアンバランスは，しばしば再発の原因となります。「すべきこと」「したいこと」の基準は主観的なもので，周囲のプレッシャーや状況によって変わります。表8.1は，私たちの患者さんで，事務弁護士として働くイザベルの日誌です。

イザベルの1日のほとんどが，「すべきこと」ばかりであることがわかるでしょう。1日のうちで許されている「したいこと」は食べ物に関することだけで，しかも1日の終わりに集中しています。身に覚えはありませんか？ 1日の終わりに「食べてもよい」と自分に許可を下して食べることで，スリルを味わったことはありませんか？ 摂食障害をかかえる女性の多くが過食をやめられないのは，彼女の生活の中で過食が唯一のスリルや楽しみ（そして一番手っ取り早い楽しみ）をもたらしてくれるからです。

- 1週間，あなたも「すべきこと」「したいこと」日誌をつけてみましょう。
- あなたは「すべきこと」を優先するタイプですか？ もしそうであれば，心身ともに自分自身をいたわるような行動をいろいろと取り入れて，バランスの取れた生活を取り戻さなければなりません。
- どのようにすれば，あなたの生活がもっとバランスの取れたものになるでしょうか？
- 過食すること以外に，どうすれば慰めやスリルが得られるでしょうか？
- あなたの「したいこと」リストを作ってみましょう。小さなことも大きなことも書き入れてください。「バルバドス島の豪華ホテルで3週間のホリデー」といった突拍子もない夢でも，「毎朝10分間，リラクセーションをする」といった簡単なことでも，何でもよいです。小さなことから始めて，リストの中から最低ひとつのことを毎日必ず実行してみましょう。

第9章

子ども時代の心の傷

　もしかするとあなたは子ども時代に，親の安定した愛情や保護を受けることができずに育った人かもしれませんね。摂食障害をかかえる人の多くが，子どもの頃に両親のたび重なる夫婦げんかを目の当たりにしたり，暴力や性的虐待を受けた経験があります。これらの背景としては両親の不和や離婚，死去などが考えられます。また，両親のうちのいずれかがうつ病やアルコール依存のような精神疾患をかかえている場合もあります。
　問題がそれほど明らかではないケースもあります。あなたの親はあなたに時間もエネルギーもほとんど割いてくれなかったり，あなたに無関心だったりして，そばにいて欲しいときにそばにいてくれなかったのかもしれませんね。もしかしたら親は仕事で手一杯だったり，結婚生活がうまくいかず気持ちが落ち込んでいたのかもしれません。あるいは，あなたはいつも良い子で成績が良くないとかわいがってもらえないという考え方を，知らず知らずのうちにするようになったのかもしれませんね。親に受け入れてもらえず，十分な愛情を注いでもらえなかったという経験は心に深刻な傷跡を残し，大人になってから人間関係を築くことが困難になってしまう場合があります。

サンドラ

　サンドラは南アフリカで子ども時代を過ごしました。両親は彼女が4歳のときに離婚し，その後，母親は再婚しました。継父は大酒飲みで，酔ってサンドラや彼女のふたりの妹を殴ったり，無理にウィスキーを飲ませようとしました。夫婦げんかが絶えず，サンドラは継父が母親を殴るのを何度も目撃しました。「夫婦げんかが始まると，怖くてたまらなかったの。母が彼に殺されるんじゃないかと思うこともよくあったわ」。ほとんどの時間，サンドラはまったくひとりぼっちで放っておかれました。サンドラの家には使用人が数人いたのですが，その中のひとりがサンドラにたびたびセックスを強要して，「親にこのことを話したら殺すぞ」と彼女を脅していました。サンドラが12歳のとき，母親は離婚を決心し，サンドラはイギリスに送られて，実父と一緒に暮らすことになりました。「最初は，父と一緒に住みたいと思っていたわ。実際，母や継父と暮らしていたときは，父がやって来て私を救い出してくれないかしらと思っていたの。だけど，父と暮らし始めてみると，父との関係がとても険悪になってしまったわ。父はとても厳しい人で，勉強しろと口うるさかったの。私の服装とか友だちのこととか，しょっちゅう口やかましくて，私があまり勉強を頑張っていないと思っているようだったわ。私とうまくやっていこうと，彼なりに努力していたのだとは思うけど，10代のはじめの頃の私はとても反抗的だったので，父のことがあまり信頼できなかったのよ」

　子ども時代のこうした辛い体験が原因となって，低い自己評価や抑うつ，抑圧された怒り，反抗的な態度，あるいは人間関係を築いていく上でのさまざまな困難が生じることがよくあります。また，人間関係で「持ちつ持たれつ」的な中間的態度を保つ代わりに，相手を理想化するか，あるいは敵視するかといった，両極端な態度の間を揺れ動くこともあります。この結果，孤独を感じたり，気持ちが沈んだり，自分自身の欲求に気づかなかったりするのです。

　以下の中で心当たりの点はありませんか？

- 親が家にいないときや仕事で手一杯のときには，あなたは自分で身の回りのことをしなければなりませんでしたか？　早くから独り立ちしなければなりませんでしたか？
- あなた自身や家族の誰かに対する暴力にいつも脅かされて，その人の言いなりになっていませんでしたか？　あなたは絶望感や反抗心を抱きながら毎日を送っていたのかもしれませんね。

- 容姿や行ない，成績が良くないと親から愛してもらえないと思っていましたか？
- あなたの親は完璧だったと思いますか？　親はあなたの親友でもありましたか？　もしそうであれば，親以外の人との親しい人間関係を築くことがあなたにとってはむずかしいかもしれませんね。
- あなたは人にうらやましがられる存在でしたか？　人よりもチャンスに恵まれていましたか？　もしそうであれば，人よりも恵まれていたあなたは，自分の幸運を台無しにしてしまう傾向があるかもしれませんね。
- あなたの要求が親に無視されたり，踏みにじられていたと思いますか？　あなたは親が怒りや不満をぶつけるスケープゴートにされていましたか？
- あなたの家族の家系図を描いてください。
- 子ども時代の家族の思い出には，どのようなものがありますか？　いくつか書き留めてみましょう。例えば，以下の点についてあなたの家族はどのような態度をとっていましたか？

    - 親戚
    - 食事，祝い事
    - 学校，友だち
    - 宗教，権力
    - お金，才能，贈り物
    - 病気，喪失

- これらに関するエピソードを盛り込みながら，これまでのあなたの人生についての簡単な自伝を書いてください。また，エピソードの背景にあった価値観やものの考え方を明らかにしていきましょう。書き終えたら，友だちに読んでもらってください。

性的虐待

　子どもの頃に受けた性的虐待は，その秘密性，タブー性のために，各種のトラウマ（心的外傷）の中でも乗り越えることが非常に困難なものです。

性的虐待とは？
　子どもに対する性的虐待とは，大人や年長者が性的な快楽を得る目的

で子どもを利用することをいいます。これにはさまざまな性的行為が含まれますが，最も重要な点は，大人が暴力や権威で脅したり，だましたり，誘い込んだりすることによって，子どもに対して無理やり性的行為をするということです。

私がされたことは性的虐待なの？
具体的な行為の例をいくつか挙げてみましょう。

・抱かれたり，キスをされて，嫌な気持ちになった。
・お風呂で体を洗われて，嫌な気持ちになった。
・性行為や性器を無理やり見せられた。
・無理やりポルノ・ビデオを見せられたり，卑猥な話を聞かされた。
・ポルノ写真のモデルにされた。
・胸や性器を触られた。
・大人や年長者の性器を触るように強要された。
・オーラル・セックスを強要された。
・膣や肛門に，指やペニスなどを入れられた。
・強姦された。

これほど明らかなことではなくても，あなたが言われたりされたりしたことで，虐待だと感じるようなことがあったかもしれませんね。

なぜ性的虐待はいけないことなの？
子どもに対するこのような性的行為がいけないことである理由は，被害者を心身ともに傷つけ，特に心に深い傷を残すからです。被害者は混乱，恐怖，怒り，恥辱，罪悪感を感じて，自分自身を価値のない劣ったものと考えてしまいます。誰かが助けの手を差し伸べなければ，被害者は成長してからさまざまな深刻な問題をかかえるようになることもあります。

性的虐待がいけないことである理由は，自分の体にして欲しいこと，して欲しくないことを自分自身で決定する権利が誰にでもあるからです。大人には子どものこのような権利を守る義務があります。暴力や脅迫を受けたり，「いや」と言えないような状況で行なわれる行為はどん

な場合でも虐待と呼べるでしょう。子どもはさまざまな理由から，なかなか大人に対して「いや」とは言えず，彼らの行為を止めることができないものです。小さな子どもだと，いったい自分の身に何が起きているのかも理解できません。性的虐待は犯罪です。女性の約10％が，そして摂食障害をかかえる女性の約30〜40％が子どもの頃に性的虐待を受けた経験や，大人になって強姦された経験があると言われています。性的虐待には1回限りのものから，数年にわたって繰り返し行なわれるものまで，さまざまなパターンがあります。どのようなタイプの性的虐待も，力関係を利用して強者が弱者に対して行なうことです。また，家族の中の誰かや家族の知人が加害者であるケースがしばしばあります。

できごとの意味を理解しよう

性的虐待の被害者は「私が虐待を許してしまったのだ」「私が虐待を挑発してしまったのだ」と，自分自身を責める傾向があります。被害者はしばしば暴力や脅しを受けて，自分の身に起きたことを誰にも話すことができず，悪いのは自分の方で，自分の方が先に誘惑したかのように思わされてしまいます。虐待を受けたことを思い切って家族に話しても，信じてもらえずに，すべてをもみ消されてしまうこともよくあります。多くの場合，加害者は家族の中や身近にいて，素知らぬ顔で生活を続けているのです。

ヘイゼル
ヘイゼルはまだ小さな子どもの頃から数年間にわたり，父方の叔父によって繰り返し性的虐待を受けました。彼女は夏休みをよく叔父夫婦の家で過ごしていました。「叔母が買い物に出かけると，叔父は私に『本を読んで欲しいかい？』と聞いてくるの。それから彼は私をひざに抱いて，私の体を……性器や胸を触り始めるの。彼のペニスが勃起しているのがわかったわ。こんなことはいけないことだというのはわかっていたけど，『やめて』とは言えなかったし，親にも話せなかったの」。ヘイゼルは16歳のときに，やっと思い切ってこのことを両親に打ち明けることができました。「母親はよくわかってくれたけど，父親は今でも私の言ったことを信じていないようだわ。

父親は私のことをうそつきだと言って、とても怒ったの。自分の身内がそんなことをしたなんて、彼にはたいへんなショックだったのね。私はもう叔父には会いに行かないけど、両親はまだ会っているわ。親戚の間に波風を立てたくないんでしょうね。誰か他にも被害者がいるかもしれないと思うと、本当にぞっとするわ」

　性的虐待の被害者の多くが、虐待のせいで自分自身に対する見方がまったく変わってしまい、一生癒えることのない心の傷を負ってしまったと感じています。キャシーは10代の頃に実の父親に繰り返し強姦されました。彼女は次のように語りました。「体の中で、何か毒のようなものが膨れ上がっていく感じがするの」

・あなたが性的虐待の被害者であれば、今から誰かにそのことを打ち明けるのはむずかしいですか？　それとも、何らかの行動を起こそうと決意していますか？
・まずはじめに、同じような性的虐待の被害者について書かれた本を読んでみることが、きっと助けになるでしょう。孤独感や、恥辱、「私は他の人とは違う」という感じを抱かずにすむようになるでしょう。

　この章の終わりに、あなたの役に立ちそうな本を参考図書として掲載しました。近くの図書館に行って、探してみてください。

・誰かに匿名で相談したいと思いますか？　自助グループによる電話や電子メールでの相談もあります（電話は話し中のことが多いですが）。
・あなたの身に起きたことを書いてみてください。ただし、裁判のシーンを想定し、他の誰かに起きたこととして書きましょう。まず、被害者側の検察官は何と言うでしょうか？　いくつか例を挙げましょう。

　　・虐待はどのようにして始まりましたか？
　　・加害者はあなたにどうやって秘密を守らせようとしましたか？
　　・虐待はどれぐらいの期間続きましたか？
　　・虐待を受けて最も困ったことはどのようなことですか？
　　・加害者はあなたにどのようなことをしましたか？

　　加害者側の弁護士は何と言うでしょうか？　書いてみてください。次に、

陪審員がどのように反応するかを書き，最後に，裁判長の判決を書きましょう。
・書いたものを誰かに見てもらうことはできますか？　検察官，弁護士の発言や陪審員の評決を補ってくれたり，「正当な判決だ」と太鼓判を押してもらえるでしょう。もしこの事件の被害者があなたの娘だったとしたら，裁判の経過は何か違ってくるでしょうか？

　自分の身に起きたことを理解しようとすれば，あなたはきっと混乱してしまうことでしょう。そこで，次の質問に答えてみてください。

・自分のせいで虐待を受けたと思っていますか？　それとも，誰か他の人のせいだと思っていますか？
・自分のことを恐ろしいと思っていますか？　それとも，他の誰かのことが恐ろしいですか？
・あなたが怒っているとすれば，何に対して怒っているのでしょうか？
・あなたがおびえているとすれば，何に対しておびえているのでしょうか？
・加害者について今でも楽しい思い出や好感情を持っているとすれば，あなたはとても混乱することでしょう。混乱してしまうことは珍しいことではありません。一般に子どもは，物事の良い面を見ようとするものです。楽しい思い出とはどのようなものでしたか？　大切にしまっておきたいような楽しい思い出が何かありますか？
・同じように，被害者の多くが自分の親に対して複雑な感情を抱き続けています。あなたが親に対して抱いている良い感情，悪い感情はどのようなものですか？
・これらの感情の強さはどの程度ですか？　1〜10点で点数をつけてください。
・自分自身と家族の似顔絵を描いてください。それぞれの絵を見て，あなたはどのような気持ちになりますか？
・これらの感情を日誌に記録して，第2章で述べたような「ABCアプローチ法」を行なってみましょう。

怒る権利
　虐待をされて怒ることは当然の反応ですが，あなたの場合，怒ればもっと虐待されると思い込んでいたり，怒りを感じるのはいけないことだと思っているかもしれませんね。あるいは，誰かが怒りにまかせてひどい暴力を振うところを目撃してしまったために，怒りは抑えなくては

ならないものだと思っているのではないですか？

　加害者はしばしば被害者の怒りを抑え込んだり，たくみに逸らせようとします。このため，あなたの怒りはその矛先を自分自身へと向けてしまい，あなたの方が罪の意識を感じたり，自傷することや過食することでその怒りを解消しようとするのです。虐待の被害者であるあなたがかかえている苦しみや痛みといった重荷を，これ以上増やし続けてもよいのでしょうか？

怒りに対処するためには？

　最初のステップは，まず怒っている自分に気づくことです。15分間かけて静かに瞑想し，その怒りに意識を集中してみてください。ゆっくりと時間をかけて，体やその感覚に耳を澄ませ，それから次の質問に答えてみましょう。

- 誰に対して怒っているのでしょうか？　加害者？　あなたの親？　自分自身？　世の中？
- いらいらしているだけでしょうか？　それとも，激怒しているのでしょうか？
- 普段怒ったときには，どのようにしていますか？

    - 誰かに向かって叫んだりしますか？
    - 誰かをいじめたり，悪口を言ったりしますか？
    - 誰かに殴りかかったりしますか？
    - 物を壊したりしますか？
    - 自傷することはありますか？
    - 誰かに八つ当たりをすることはありますか？
    - 怒りを抑え込んでしまいますか？
    - 「怒っている」と周りの人に伝えますか？
    - あなたが怒りを感じている対象に変化を促すために，あなたはどのようなことをしますか？
    - 消極的なままでいますか？
    - 過去にどのような方法で怒りを表現してきましたか？
    - 怒っていることを周りの人に知ってもらうためには，どうすればよいと思いますか？
    - 怒っていることを周りの人に知ってもらうために，何かをしようと秘

かに考えたことがありますか？

　次に挙げるのは，性的虐待を受けたことのある女性たちが，怒りの感情を発散することができた方法の例です。これらの方法を試そうとすれば，はじめは何かいけないことをしているかのような気分になるでしょうが，実際はとても効果的なのです。

・あなたの知っている女の子が，あなたが受けたと同じような虐待を受けているところを想像してみてください。
・あなたと同じような虐待の被害者の話を読んでみましょう（参考図書のリストを参照）。あなたは彼女たちに同情して，怒りを覚えることでしょう。
・どこか安全な場所に行って，怒った顔をする，叫ぶ，ののしるなど，怒りを体で表現してみましょう。友だちにも一緒に叫んでもらいましょう。
・あなたの援助者に頼んで，あなたの前に座って，手のひらをあなたの方に向けてもらいましょう。次にあなたが力をこめて自分の手のひらでそれを押し返しましょう。今度は，あなたの援助者に押し返してもらってください。怒りをこめてこれを行ないましょう。
・クッションを殴りましょう。テニスラケットや丸めた新聞紙でベッドを叩くのも，大きな音が出てよいでしょう。
・援助者に協力してもらい，あなたが怒りを感じる状況を一緒に演じてみましょう。

　これらを行なうにあたっては，次のルールを守ってください。他人を傷つけないこと。自分自身を傷つけないこと。

・あなたの枕かぬいぐるみに向かって話しかけ，なぜあなたがそれほど怒っているのかを説明してあげてください。怒りをぶちまけてしまった後に，孤独感，悲哀感といった感情が残ることがよくあります。あなたがしていることを理解して，あなたを慰めてくれるような人にそばにいてもらうとよいでしょう。

　加害者に対するあなたの怒りを発散するためには，以下のような方法があります。

・加害者の似顔絵を描きましょう。その絵に向かって，どのような仕返しを

しようと思っているのかを話しかけてください。その絵をずたずたにちぎって、壁に貼り、何か物を投げつけてみましょう。
- 粘土で加害者の人形を作り、針を何本も突き刺してみましょう。その人形をぺちゃんこにつぶし、ばらばらにして壊してみましょう。
- 目の前のいすに加害者が座っていると想像して、彼をののしってみましょう。もしあなたにそれができなければ、代わりに援助者にやってもらいましょう。
- あなたの家族、友だち、援助者があなたのために怒ってくれているところを、そばで聞いていましょう。
- 加害者があなたに与えた影響の数々をリストに挙げてみましょう。きっと腹の立つことがいくつも見つかるはずです。
- 加害者に手紙を書いてみましょう（彼がもう身近にいなかったり、すでに亡くなっていたとしても）。その手紙を送ってはいけません。手紙はあなただけのものです。手紙の中にあなたの怒りをすべて表現しましょう。遠慮する必要はありません。加害者に思いつく限りの名前をつけてみましょう。どれだけあなたが傷ついているのか、なぜ傷ついているのかを書いてみてください。
- その手紙を声に出して読み、テープに録音してみましょう。
- 手紙をもう一度読み返すかテープを聞き直し、つけ加えたいことがあれば追加して、安全な場所に保管しましょう。
- あるいは、手紙をちぎってしまいましょう。可能な限りずたずたにちぎってください。

　怒りがあまりにも激しくて、口に出せば自制心を失ってしまいそうなときもあるでしょう。そのような場合は、ジョギングをする、犬を連れて散歩をする、エアロビクスをする、ジャンプするなど軽い運動をしてみてください。

　あなたを虐待した加害者に、復讐したくてたまらなくなることもあるでしょう。殺してしまいたいとさえ思うかもしれません。復讐したいと思うのは自然な衝動であり、正常な反応です。もちろん、実行してはいけませんが、心ゆくまで復讐のシーンを想像してください。怒りを発散するためのひとつの方法です。

　あなたが誰かに対して怒りを抱いたとしても、その怒りが彼らに対する良い感情を打ち消すものではないということを忘れないでください。あなたには怒る権利があります。怒りを表現すれば、回復への道が開け

るはずです。

自分を責めないために

　性的虐待の被害者の多くが，「あのようなことをされたのは私のせいだ」という罪悪感に苦しんでいます。「私自身，行為を楽しんでいる部分もあった」「甘い言葉に誘われた私が悪かった」「行為を許したのだから，私も共犯者なのだ」とあなたは思っていませんか？

　そのようなことは絶対にありません。暴力や立場を利用してあなたを性的に虐待する権利は誰にもありません。被害者が悪いのでは絶対にありません。行為の責任は，それを行なった加害者だけにあるのです。けっして被害者の言動が性的虐待の原因ではありません。また，虐待を受けたことを打ち明けた後で，家族や加害者に何が起きようと，あなたの責任ではありません。

　次のように考えることで，自分自身を苦しめてはいませんか？

・私自身に何かすきがあったから，虐待を招いたのだ。
・私は虐待されても仕方のない人間だったのだ。
・優しくしてもらえたり，ごほうびやお金がもらえて，私はうれしかったのだ。
・加害者の秘密を握ることで，私は彼を利用したのだ。
・虐待されて，私は性的快感を味わった。
・誰にも打ち明けなかった私が悪かったのだ。
・私は虐待されることに十分な抵抗をしなかった。
・私は弟や妹を虐待から守ってあげることができなかった。
・「虐待された」と打ち明けたために，家族を怒らせた。または，打ち明けたことで家族に迷惑をかけた。
・私のために家庭が崩壊した。
・私のために加害者が処罰された。
・私は周りの人や自分自身を破滅させかねないことをしてしまった。

　これらのリストが性的虐待を受けた誰か他の人のもので，あなたはその人の友だちであると仮定してください。あなたはその人に何と言うでしょうか？

性的虐待は被害者がまだ幼い頃に始まることが多く，被害者は自分の身に何が起きているのか理解ができません。「何かいけないことなのではないか」と漠然と感じていたとしても，はっきりと「間違っている」とわかる年齢に達した頃には，すでに虐待は長年続いており，今さら抵抗したり，人には打ち明けられないと被害者は思ってしまいます。子どもは大人の言うことを聞かなければならず，容易に大人に惑わされてしまうものなのです。しかし，常に大人の愛情と保護を必要としているため，大人に近寄っていこうとするものなのです。性的な反応は本能的なものなので，幼児期でも起こりうることです。

虐待の影響を乗り越えるために

虐待によって被る影響は，被害者によってさまざまです。しかし，その後遺症は虐待の内容だけではなく，被害者がどのようなサポートを受けられるかによって左右されます。虐待が原因で，一生の間，さまざまな問題をかかえ続けたり，人間関係を築くのが困難になることがよくあります。虐待を受けたことがどのような影響を自分に及ぼしているのかがわかれば，あなたはきっと乗り越えることができます。

忘れないで──被害者は必ず苦しみを乗り越えられる！

人間不信を克服するために

どのような種類の虐待を受けたとしても，あなたの人格には人間に対する不信感が刻み込まれてしまいます。人を信じることができなければ，そこから悪循環が始まります。人を信じることができなくなればなるほど，友だちもいなくなり，あなたは孤立してしまいます。人は信じるに値するものなのだということを学び直すチャンスがなくなり，孤独で傷つきやすくなって，ますます用心深くなるのです。

人を信じることができないまま生きていくのは，とても寂しいことで

す。「人を信じてみよう」という気持ちになったときには、ゆっくりと焦らずに取り組んでいきましょう。失敗もあるかもしれませんが、あきらめないでください。得るものは大きいのですから。サン＝テグジュペリの童話『星の王子さま』を読んでみるのも、あなたの助けになるでしょう。このお話の中で王子さまは、「人を愛するためには、傷つけられる危険を冒さなくてはならない。しかし、愛する人のいない人生は人生ではない」ということを知ります。人を信じられるようになるまでには時間がかかります。だから、焦らないでください。信頼感とは、誠実、受容、尊敬の三要素で成り立っていることが、きっとわかるようになるでしょう。ミルズ＆ブーン社［ロマンティックな恋愛小説で有名なイギリスの出版社］の恋愛小説のようなロマンス神話には気をつけてください。そのような小説は、「あなたには人生でただひとりの男性がいる」というような話か、「（強くてマッチョな）白馬の王子様が、いつかあなたを迎えに来てくれる（実際には横暴な野獣のような人かもしれません）」という話ばかりなのですから。

　子ども時代に経験していなければ、愛することと愛されることのバランスを取るのはあなたにとってむずかしいことでしょう。男性とつき合い始める前に、まずゆっくりと時間をかけて女性の友だちとの友情を育んでみてください。新たな犠牲者－虐待者関係に陥らないためには、徹底してこれを行なってみましょう。以下の質問に答えてみてください。

・もし誰かを頼ったら、彼らが主導権をとってしまい、あなたは彼らに従わなければならなくなると思いますか？
・誰かと親しくなったら、きっと傷つけられるだろうと思ってしまい、寂しいけれどひとりでいる方を選んでしまいますか？
・人を軽蔑する気持ちと、人に軽蔑されているのではないかという気持ちの両極端に揺れ動いていると思いますか？
・自分が野獣のように思えるときと、赤ん坊のように思えるときの、両極端な気持ちに揺れ動いているように思いますか？

　これらのうちのいずれかがあなたに当てはまるようなら、家系図とあなたが書いた自伝を取り出してください。

- あなたの家庭のモットーはどのようなものでしたか？ それは何に由来するものだったのでしょうか？
- イギリスの作家ロアルド・ダールがおとぎ話を大人向けに書き換えたように（『へそまがり昔ばなし』）、あなたの自伝を書き換えてみましょう。結末をどのように変えることができそうですか？ 登場人物が意外な行動をとって、家庭のモットーを破ってしまうようなストーリーに変えられそうですか？ ハッピーエンドになるようにしたり、ユーモアを加えたりすることができそうですか？「昔々あるところに、ひとりの子どもが住んでいました」というふうに書き始めてください。書き上げたら、友だちにそのストーリーを読んでもらいましょう。

過去を乗り越えるために

　どんなに過去に辛いことがあったとしても，またそれによって今でもあなたが傷ついているとしても，悲しいことに，過去を書き換えることはできません。ダメージを消去することはできないのです。「もっとよい親だったらよかったのに」という願望にさよならをして，残りのあなたの人生を生きていくようにしなければなりません。「～だったらよかったのに」という願望は振り払ってください。そうすれば今後の可能性が開けて，あなたのこれからの人生で，人間味のある人たち——たとえ完璧な人たちではなくても——との出会いを体験していくことができるでしょう。

　あなたが過去を乗り越えて，過去が現在の人間関係に及ぼしている影響を理解するためには，カウンセリングを受けることが助けになるかもしれません。カウンセリング機関については，最寄りの精神保健福祉センターか保健所などの公的相談機関に問い合わせてみてください。

参考図書

Angelou, M. (1984). *I know why the caged bird sings*. London: Virago.（マヤ・アンジェロウ著；矢島翠訳（1998）歌え，翔べない鳥たちよ——マヤ・アンジェロウ自伝．立風書房．）

Bass, E., & Thornton, L. (1983). *I never told anyone*. New York: Harper & Row.（エ

レン・バス，ルイーズ・ソーントン共編；森田ゆり訳（1991）誰にも言えなかった——子ども時代に性暴力を受けた女性たちの体験記．築地書館.）

Morris, M. (1982). *If I should die before I wake*. New York: Black Swan.（ミッシェル・モーリス著；中山伸子訳（1984）朝のこない夜．集英社.）

Spring, J. (1991). *Cry hard and swim. The story of an incest survivor*. London: Virago.

Bain, O., & Saunders, M. (1990). *Out in the open: A guide for young people who have been sexually abused*. London: Virago Upstarts.

Gallagher, V. (1991). *Becoming whole again. Help for women survivors of childhood sexual abuse*. Blue Ridge Summit, PA: TAB Books.

Stones, R. (1987). *Too close encounters and what to do about them*. London: Magnet.

第 10 章

食は思考の糧

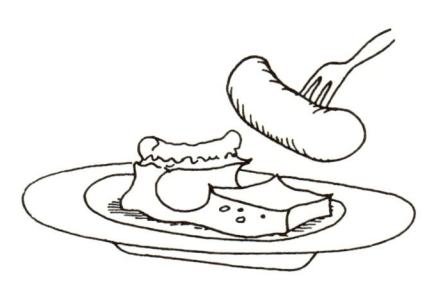

　私たちは，世界や人々がどのような仕組みで動いているのかについて，それぞれの考え方を持っていますが，普段はこのようなことを特に意識しているわけではありません。これらの考え方の多くは，私たちの子ども時代に由来します。例えば，親があなたをいつも「～ちゃんは良い子だ」「～ちゃんは大切な子どもだ」と言って育てたなら，あなたは自分が良い子で大切な子どもだと思うようになるでしょう。逆に，親があなたを「おまえは太っている」「おまえはわがままだ」と言って育てたなら，あなたは自分が太っていてわがままな子どもだと思いながら育つでしょう。私たちは普段，このような考え方に基づいて身の周りで起きていることを理解しようとします（「多少ミスしても，友だちは私のことを好きでいてくれるわ。だって，友だちはありのままの私が好きなのだから」「完璧でないと，みんなに嫌われてしまう」「みんなを喜ばすようにしないと，わがままな子だと思われる」）。さらに，私たちはこのような各自の考え方に従って，できごとの結果を予測します（「あの素敵な彼，この間はデートに誘ってくれたけれど，もう絶対に誘ってくれないと思うわ。私ってばかで不細工だから」）。

　新たな経験を重ねても，あなたの思考パターンがアップデートされることなく，今のあなたにはもう通用しなくなっているような子ども時代の信念や行動パターンに固執する場合に，問題が起こります。摂食障害

A TOAD IN THE HOLE

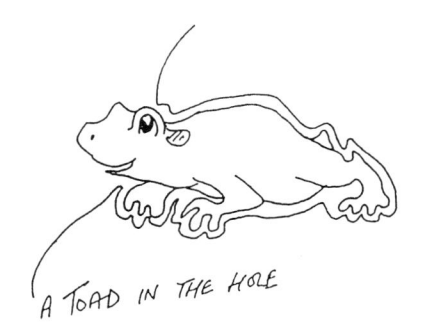

をかかえる人は一般に，自分自身と世界に対して自滅的な信念を抱いているものです。これは子ども時代の辛い体験が原因であることが多いのです。摂食障害を患ったせいで，自分のことを駄目で，ばかで，つまらない人間だと思い込んでしまう場合もあります。このように不合理な考え方は，摂食障害の症状自体に向けられ，症状によってさらに強化されることもあれば（「また過食してしまった／またあまり食べることができなかった。本当に私ってつまらない人間だわ」），あなたの生き方の中核的な信念となることもあります（「彼にふられちゃった。私って魅力がないのね。もう二度とボーイフレンドなんかできないわ」）。

「穴の中のカエル」

摂食障害をかかえる人の多くは，子どもの頃から「私は何か間違っている」という考えを抱きながら育ってきた経験があります。

ジョイ
ジョイは長い間，劣等感に苦しんでいました。10代のときに，何度か大量服薬や自傷行為をした経験があります。「私は子どもの頃，愛されていると感じたことが一度もなかったわ」と彼女は話しました。家の前で遊ぶ兄や姉の写真はたくさんあるけれども，自分の写真が一枚もないことに気づいていたのです。赤ん坊や子どもの頃のジョイはとても不細工だったということが，家族の冗談の種でした。母親の友だちのひとりに，ジョイよりも2カ月先に生まれた娘を持つ人がいました。ジョイは生まれてからずっと，その女

の子と比較されながら育ちました。ジョイは「太っていて，不細工だ」と，いつもからかわれ，いじめられました。両方の家族は一緒に過ごすことが多かったため，彼女はそのようなひどい仕打ちから逃れることができなかったのです。

ジョイのケースのように，あなたも「利口でない」「かわいくない」「〜でない」と家族に言われながら育ったのかもしれませんね。家族の中の「醜いアヒルの子」だったという心の傷は，なかなか癒えてくれないものです。

ジャミーラ

ジャミーラはインド人の父とアイルランド人の母の間に生まれました。彼女はイングランド南東部の小さな村で育ちました。「学校ではいろいろと辛いことがあったわ。他の子どもと顔立ちが違っていたから，よくいじめられたの。何となく『人と違っているから，私はどこかおかしいのだ』と思いながら大きくなったわ。今でも些細なことがうまくいかないと，『私はつまらない人間だ』と何度も思ってしまうのよ」。このような理由で，ジャミーラは人との関わりを避けるようになってしまったのです。彼女は自分がどこかおかしいのではないかと思っていたので，どのようにして人と話をすればよいのか，どのように人と関わればよいのかがわかりませんでした。そのため，彼女は無愛想でよそよそしく，近寄りがたい人だと思われて，ひとりぼっちになってしまいました。

以下の点に心当たりはありませんか？

- 私は人と一緒にいると何を話せばよいのかわからない。だから，人と会わないようにしている。
- 私には自信がない。自分が人に好かれるとは思えない。悪口を言われるか，ばかだと思われるに違いない。
- 人前で話をするとき，何か間違ったことを言ってしまって笑われそうで怖い。

些細なことでもうまくいかないと，このような自滅的な考えがあなたの頭の中を駆け巡り，あなたを悩ませ，傷つけ，疲れさせて，さらにその勢いを増します。その結果，事態はますます悪化するのです。例えば，

「誰も私のことを好きにならないだろう」と思い込むと，あなたは「みんなに嫌われている」と思って，人との関わりを避けるようになるでしょう。そうすると，人はあなたに気兼ねをするようになるでしょうから，あなたはますます「みんなに嫌われている」と思い込むことでしょう。これではまるで，自分で予言したことを，自分自身で実行してしまうようなものです。

　自滅的な思考は，抑うつや低い自己評価の原因になり，過食症の症状を悪化させます。だからこそ，ここでとても大事なことは，このような自滅的な思考あるいは信念に気づいて，本当にそうなのかどうかを考えてみることなのです。

悲観的なシナリオ

　無力感，絶望感，「どうしようもない」といった感覚は，たいていの場合，次の3つの要素からなる不合理な思考パターンの結果なのです。（1）うまくいかないことがあると，自分のせいだと思う（「**私**」が彼女をがっかりさせたのだ），（2）事態は永遠に変わらないと思う（私は「**いつでも**」彼女をがっかりさせてしまう），（3）どこへ行っても，事態は同じだと思う（私はいつでも「**みんな**」をがっかりさせてしまう）。言い換えれば，「失敗の原因は私の言動や性格にあり，どんな状況でもこれは変わらない」という思考パターンなのです。このような考え方をすると，あなたは自分で事態をコントロールすることも変えることもできないと思い込んでしまったり，多少はコントロールできているようなことでさえも，きっと悪い方向へ向かうに違いないと悲観的になり，行き詰まってしまいます。これが抑うつの原因にもなるのです。

人生はひどいもの？

　あなたは，人生はひどいものだと感じていませんか？　災難や大失敗が次から次へと起こるだけですか？　あなたは実際にアンラッキーな人なのかもしれませんね。確かに不幸を招いてしまうタイプの人は存在し

ます。しかし，常に何もかもがうまくいかないように思える場合は，おそらく実際の状況がどうであるかというよりも，あなた自身のものの見方に何らかの問題があるのでしょう。

ジーナ
　ジーナは「私には最悪なことばかり起こる」と思って，いつもくよくよしていました。ジーナがまだ小さいときに父親が家を出て行ったので，母親は辛い思いをして，「人生って，苦しくて不公平なものね」といつも愚痴をこぼしていました。「私はいつの間にか，母親と同じようなものの見方をするようになっていたわ。物事のマイナス面ばかりを見るようになっていたのよ。何もかもが，まるで私を失敗させるために置かれた高いハードルのように思えたわ。実際，私は失敗を繰り返したの。ひょっとすると，私は困難な状況に妙な満足感を覚えているのかもしれないわね。夫は私とは正反対なの。彼にとって困難は乗り越えるために存在するのよ」

罪悪感に苦しんでいませんか？

　摂食障害をかかえる人の多くが，「何か間違ったことをしてしまった」という感覚を日常生活でよく抱きます。罪悪感はとりわけ食後に強くなるかもしれません。「ぶどうをたった1房食べただけなのに，まるで重大な罪でも犯したかのように，ものすごく後ろめたい気持ちになってしまったわ。ばかげているとは思うけど，やっぱり罪の意識に苦しめられてしまうの」。罪悪感という問題に取り組むのは，むずかしいことです。

・裁判のシーンを想像してください。裁判長はあなたに次のような判決を下します。「被告はぶどうを1房食べた罪により（あるいは，『クリームパンを5個食べた』『悩んでいる友だちにあまり同情を示さなかった』『両親にあまり会いに行かなかった』など，あなたが罪悪感を感じるものであれば何でもよいのです），懲役5年の刑を科すものとする」
・有能な弁護士なら，どのようにして被告のあなたを弁護し，陪審員をあなたの味方につけるでしょうか？　弁護士は次のように言うでしょう。「被告がいったいどんな悪いことをしたというのですか？　この国ではいったいいつから，ぶどうを1房食べることが犯罪となったのでしょうか？　告白しましょう。私も今朝，ぶどうを1房食べました。法廷の皆さん，あな

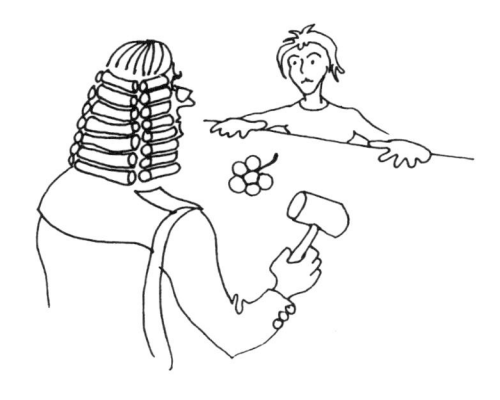

た方の中で今までに1房のぶどうを食べたことがないという人がいますか？」

みんなを喜ばせたがる人

いつでもみんなを喜ばせることばかり考えているタイプの人もいます。このタイプの人は，自分自身が立派で，賢く，魅力的でないと人から愛されないと信じ込んでいます。シーラ・マクラウドは著書『飢餓の技法（The Art of Starvation）』（1981年，ロンドン：ヴィラゴ出版）の中で以下のように書いています。「拒食症患者は，一度も母親から愛されたことがないかのように行動する。彼女にとって，世界は父親で溢れかえっている。父親とは，感心させたり，喜ばせたり，満足させたりする必要のある存在なのだ」。もちろん，多くの過食症の人についても同じことが言えます。

みんなのお気に入り
ジョン
ジョンは敏感な子どもでした。彼は，兄弟たちと遊んで泥だらけになって帰ってきたときや，家の中を散らかしてしまい母親が片づけるのに一苦労しているときに，彼女がどれほど不機嫌になっているのかがわかっていました。彼は母親が怒っている様子で，冷たく押し黙っていることに耐えられません

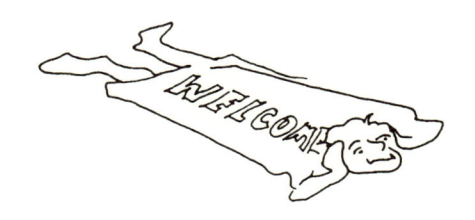

でした。全寮制の学校に入学して，ホームシックになったときも，自分の力で何とかしなければならないと思いました。及第点が取れないと教師から殴られるし，一生懸命頑張って良い成績をとると今度は同級生から「ガリ勉」「優等生」と非難されていじめられるため，学校でうまく世渡りしていくのはむずかしいことでした。結局，彼は人に取り入ることがとても上手になりました。

　ジョンと同じようにあなたも，

・みんなを喜ばせないと，「愛してもらえないのではないか」「いじめられるのではないか」と思い不安ですか？
・他人に気に入られようとして自分の感情を抑えていますか？　他人の機嫌を取るために，いつも彼らの顔色をうかがっているのではないですか？
・「いや」と言えないために，頼まれ事を引き受けすぎたり，失敗を恐れるあまり，物事を先延ばしにする傾向はありませんか？
・自分の気持ちを知られたくないので，感情を表に出さない方ですか？
・気持ちを表に出すと，それがきっかけで泣いてしまったり，怒り出してしまわないかと心配ですか？
・「優柔不断」「弱虫」と思われたり，ばかにされるのが怖いですか？

　これらの中であなたに当てはまるものがあれば，その原因となるようなできごとが過去に何かありましたか？　他人を喜ばせようとしている自分に気づいたら，わなにはまる前にちょっと立ち止まって，あなたの行動が彼らにどのような影響を及ぼしているのかを考えてみてください。

- あなたが本当は何を望んでいて、どのように感じているのかを人に伝えなければ、彼らはあなたの本音を推測するしかありません。当然、あなたの気持ちを誤解することもあるでしょうから、その結果、彼らは「しまった」と思って、あなたに親切にしてあげようという意欲を失ってしまうでしょう。あなたは傲慢で、よそよそしい人間だと思われるかもしれません。
- 人に気に入られるために何でもしようとすれば、あなたは「優柔不断な人」「個性のない人」と思われるでしょう。
- 常に人に気に入られようとすると、その努力が報いられない場合に、あなたは腹が立ったり、がっかりしたりするでしょう。そして、そのような気持ちはいずれ相手に悟られるものです。
- 聖人ぶった態度をとることは、人をとてもいらいらさせるものです。そのような態度は「自分が正しい」ということが前提ですから、あなたは物事を他人の視点から見ることができなくなります。
- 「人を喜ばせたい」というのは自分勝手な望みなのかもしれません。そうすることによって、あたかもあなたの方が道徳的に優れているかのような印象を与えてしまいますし、逆に、相手があなたに対して好意や親切心を表わす機会を奪ってしまうことにもなります。

気むずかしい人たち

世の中を渡っていくために、「他人の要求には応じない」（〜しなければならないというのなら、絶対にしない）というような、人に気に入られようとするのとは正反対の行動をする人もいます。また、これらふたつの正反対の行動パターンが、ひとりの人に同時に見られることもよくあります。他人に対しては愛想がよくて親切ですが、家族に対しては頑固で融通がきかないといったタイプの人です。

- 何かをしなければならないとき、あなたは窮屈で不自由な気持ちになりますか？
- その結果、どのような気持ちになりますか？　腹が立ちますか？　びくびくしますか？　反抗的になりますか？
- 他人に対して拒絶的な態度をとっているために、あなたは自分の能力を十分に発揮できていないのではないですか？

ジョンもこれらのふたつの極端な行動パターンの間を行ったり来たり

しました。ほとんどの場合，彼は他人が望むことをしましたが，過食症という鎧を身につけることで，他人の要求を拒否することができたのです。

わなから抜け出す方法

あなたがこのような2種類の行動パターンを使い分ける理由は，自分自身の要求を満たしたい（状況を自分にとって都合のよいようにしたい）と思うのと同時に，他人の要求にも応えたいと思うからなのです。はじめのうちは，自分が何をしたいのかをはっきりさせることはむずかしいかもしれません。この問題に取り組むためには，「7つのステップの問題解決法」（第2章を参照）を用いるとよいでしょう。その2種類の行動パターンとは別の何か新しい行動パターンを思いついたら，そのバランスシートを作ってみてください。どういった行動パターンが自分にとってベストなのかということを知るために役立つでしょう。目標を立てたら，それを達成するために「自己主張スキル」（第11章を参照）を用いるとよいでしょう。

自分自身を鼓舞するために，以下のスローガンを繰り返し唱えてください。

・四六時中すべての人を喜ばせることは不可能である！
・すべての人を愛し，すべての人から愛されることは不可能である！
・自分を守ることは，わがままではない！

コントロールという名の独裁

混沌とした状況を恐れるあまり，物事を完全にコントロールしようとする傾向も，摂食障害をかかえる人たちによく見られる行動パターンです。

リンダ

リンダは，自分が住むアパートの部屋を完璧に整理整頓していました。彼

Under my thumb…

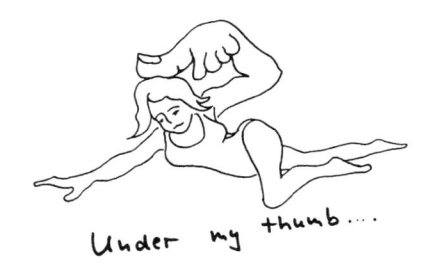

　彼女は毎晩1時間かけて，トイレと風呂場，台所を掃除しました。同居しているリンダの友人たちは，これを「アパートをきれいに使いましょう」という彼女の暗黙のメッセージだとは思わずに，むしろ，彼女の行動をくだらないもの，自分たちの生活を侵害する不愉快なものと思っていたのです。友人たちはことあるごとにリンダを無視して，陰で彼女の行動をあざ笑い，できるだけ早くこのアパートから出たいと話し合っていました。職場でも，リンダは秩序とコントロールを求めるあまり，自分が頼んだ仕事を同僚がきちんとやっているかどうかを繰り返し確認するようになりました。また，人に仕事を任せようとしても，完全に人任せにすることができないために，結局は自分でしてしまったり，同僚が下した決定を後から覆すような手紙を取引先に送ったこともありました。リンダの仕事仲間はこのような彼女の行ないに我慢ができず，彼女とつき合うのを避けるようになり，陰で悪口を言うようになりました。リンダはその他に，食事と運動をコントロールすることで，自分の生活をコントロールしていました。

・リンダのようにあなたも，強迫的に掃除をしたり，物事を確認したり，いつでも完璧に整理整頓しておかないと気が済まない方ですか？
・納得が行くまで何かができなかった場合，どのようなことが起こりそうだと思って不安なのでしょうか？　詳細に想像してみてください。目を閉じて，その状況を思い描いてください。ゆっくりと考えましょう。あなたはどうするでしょうか？　どのように対処するでしょうか？　強くて頼もしい友だちのことを想像してみてください。その人ならどのように対処するでしょうか？　どのように考え，何をするでしょうか？　心の中の声があなたの邪魔をしようとしてはいませんか？　その声に対して次のように言ってやりましょう。「何が起きようとも，自分自身で対処してみせるし，そうでなければ誰かに助けてもらうわ」

・あなたがコントロールしていることの中から何かひとつあきらめることができるように、徐々に実験してみてください。食事制限を少し緩めるのもよいでしょう。あるいは、洗い物を10分遅らせるなど、わざと家事をさぼるのもよいでしょう。あなたを襲う不安や罪悪感を観察し、それがどれぐらい続くか見届けてください。この小さな実験をうまく乗り越えられたなら、次の課題にトライしてみましょう。毎日、少しずつ、あなた自身の過度な要求水準に対してチャレンジしてみてください。

コントロールという名の思考のわなから抜け出すためには、以下の言葉があなたの役に立つでしょう。

・自分の運命はコントロールできない。人生とは不公平なものである。
・人生というサイコロにいかさまはできても、結局のところ、勝負は運次第である。
・混乱と無秩序に慣れることは、人生の重要なサバイバル術である。

禁欲という切り札

物事をコントロールしたいという激しい欲求は、人間の本能的な衝動を抑えるという形をとって現われることもあります。このような現われ方をした場合、自分自身の願望や欲求を満たすことは間違っているという感覚をもたらすかもしれません。例えば、快適さを求めている自分に気がつくと罪悪感を感じたり、欲しいものを手に入れると自分のことを利己的だと感じて嫌悪感を抱くような場合がそうです。

ヴィクトリア

ヴィクトリアはケニア人の家庭に末っ子として生まれました。彼女の父親は成功した実業家で、両親はとても忙しく、夜、仕事のために家を空けることがよくありました。このため、ヴィクトリアは両親に宿題を教えて欲しいと頼んだり、学校でのできごとを相談したりすれば、彼らに迷惑をかけてしまうだろうといつも思っていました。彼らはとても忙しくて、彼女のことをかまっている暇などないのだから、「自分自身でこの状況を乗り切らなければならない」とヴィクトリアは思ったのです。彼女はクラスで唯一のアフリカ人であったため、「私は同級生とは違っている」と感じて、孤立していました。彼女は何も物を欲しがりませんでした。15歳のときに父親が彼女に

マンションを買い与え，これを賃貸する手配をしました。それ以後，両親は仕事の都合で毎年ケニアに帰り，1年のうち5ヵ月間は家を留守にするようになりました。ひとつ年上の姉がヴィクトリアの面倒をみることになっていたのですが，彼女はボーイフレンドに夢中で，ヴィクトリアの世話どころではありませんでした。ヴィクトリアが摂食障害の治療のために私たちのクリニックを受診したとき，彼女は孤独感でいっぱいで，訳もなく泣きだしたのです。

- ヴィクトリアのように，あなたの親もお金で買えるものは何でも買い与えてくれたのかもしれませんね。しかし，実は彼らはあなたの情緒的な発達に無関心で，十分な時間をかけてあなたを支え，愛情を注ぐことを怠っていたのかもしれません。
- ヴィクトリアのように，「せっかく親が私を一人前の大人として扱ってくれているのだから，自分のことをかわいそうな子どもだと思ってはいけない」と感じてはいませんでしたか？　ヴィクトリアのように裕福な家庭に生まれたとしても，人に言えないような苦しみをかかえてしまうこともあるのです。
- ヴィクトリアの親とは反対に，あなたの親は，強く育てようと思って，あなたにあまり物を買い与えなかったかもしれませんね。大学に進学するときに親が出してくれたお金よりも，ペットの猫が病気をしたときに彼らが獣医に支払った額の方が多かったということを知ったとしたら，あなたはとても腹が立つでしょう。しかし，あなたはそのような自分自身の気持ちをうまく説明することができないかもしれません。
- 内的な欲求が満たされないと，あなたは過食，ドラッグ，浪費，セックスといった別の方法で慰めを得ようとするかもしれません。なぜそれほど慰めを求めているのかがわからないので，あなたは単に自分が貪欲なだけだと思うかもしれませんね。

「完全主義」という名の鎧

　同じようなメカニズムによって，万能なスーパーウーマンになりたいと思うようになる人もいます。強迫的な完全主義者は，その必要性や妥当性をかえりみることなく，ひたすら，高い目標を自分自身に課すのです。ベストを尽くして頑張ることはけっして悪いことではなく，人生のいろいろな局面であなたの助けになるでしょう。しかし，摂食障害をかかえる人の多くは，自分自身や世の中に対して，非現実的な期待を抱いています。ベストを尽くそうと頑張るだけでなく，いつでも自分がベス

トであろうとします。すべてにおいて完璧でなければならないのです。容姿や仕事，人間関係においても同様です。

　次の質問に答えてみてください。なぜあなたはベストでなければならないのでしょうか？　なぜ人より優れていなくてはならないのでしょうか？　なぜそんなに必死で競争しなければならないのでしょうか？

　あなたを完全主義へと駆り立てているのはおそらく，「スーパーウーマンでなければ，誰からも好かれない」「うっかりミスや失敗は許されない」という潜在的な恐怖なのでしょう。あるいは，混沌とした状況を恐れていたり，目標がなければ途方に暮れてしまうのかもしれません。物事を完璧にできなければ，「私は駄目な人間だ」とあなたは思うかもしれませんね。しかし，完璧であろうとすると，とてもくたびれるでしょう？　それだけではありません。完全主義は，あなたの性格の中の，元気で明るく，率直で，クリエイティブな面をも押さえつけてしまうのです。

　安定した生活や，仕事での成功を求めて努力するあなたを，世間は高く評価するでしょう。しかし，そのような高い評価のために，あなたはなぜ自分がそれほど多くを求めるのかということに対して疑問を抱かずに済むようになってしまいます。

エミリー

　エミリーは全国紙の政治部編集長の個人秘書として働くことになりました。「職場ではみんなエネルギッシュで，やる気満々だったわ」。エミリーは自分が優秀な部下であることを上司に示すため，毎晩のように何時間も無給で残業しました。「私は上司の考えを先読みして，実際に頼まれる前に，彼が頼みそうなことを何でもしたわ。『これまでの秘書の中で君がベストだ』と，彼に思って欲しかったのよ」。しかし，彼女はめったにほめてもらえませんでした。それどころかある日，上司が彼女のことを次のように話しているのを耳にしてしまったのです。「ああ，エミリーねえ。彼女は私の新しい秘書ですが，とても一生懸命働いていますよ。でも，仕事ぶりは問題ないのだけれど，いつもぴりぴりしていて，それが職場のみんなに伝染してしまうんですよ」。エミリーはたいへんなショックを受けました。エミリーの完璧であろうとする努力は，人に気に入られたいという願望によってさらにエスカレートしていたのです。

さあ，次はあなたの番です

　あなたが必要以上に動揺している場合や，本当はやりたくないようなことをしている場合，自分の考え方に誤りがないか，気持ちの動揺をエスカレートさせるような考え方をしていないか探ってみてください。そのような考え方を見つけることができたなら，それが合理的な考え方であるかどうかを確かめるために，次の質問に答えてみましょう。

- そのような考え方をする根拠は何でしょうか？
- その他に思い当たる根拠はありませんか？
- あなたが第三者だとしたら，そのような考え方を聞いてどう思うでしょうか？
- あなたは他人に気に入られようとしていませんか？　完璧であろうとしていませんか？　すべてをコントロールしようとしていませんか？

　自分自身に悪影響を及ぼしている思考パターンを明らかにしましょう。自滅的な思考パターンは瞬時に自動的に生じるものですから，それが生じている最中に「これが自滅的な思考だ」と気づくのはむずかしいことかもしれません。あなたの自滅的な思考は，この章で述べたような思考パターンに当てはまりますか？　それとも，ぴたりと当てはまるようなパターンはありませんでしたか？

　普段の生活であなたが陥りやすい思考パターンに気がついたら，それが生じるたびに注意をして日誌に記録してください。

- あなたの日誌にまず"A"（「引き金」Antecedent）を書きましょう。これは，気持ちが混乱したり，自滅的な行動をしてしまったとき，その直前に浮かんだ気持ちや考えのことです。次に，"C"（「結果」Consequence）を見つけましょう。これは，"A"の結果起こった気持ちの混乱や，自滅的な行動のことです。
- 紙を用意して，真ん中に縦の線を引きましょう。左の欄に自滅的な考え，つまり「不合理な思考パターン」を書き（例：「完璧にできなければ，私は駄目な人間だ」），右の欄に「合理的な思考パターン」を書いてください（例：「完璧にしたいけれども，必ずしもそうでなくてもよい」）。

表 10.1 エミリーの自滅的な思考パターンと，それに対する反論

不合理な思考パターン	合理的な思考パターン
仕事で優秀な成果をあげなければ，私はまったく取るに足らない人間だと思われるだろう。	そんなことはない。人には仕事の能力よりももっと大切なものがある。それに，優秀とは言えないまでも，私はそれなりの仕事はしている。
みんなに愛され，認められなければ，私に人間としての価値はない。	愛されているか愛されていないかによって，その人を評価することはできない。

　表 10.1 は，先ほど例に挙げたエミリーが経験した「不合理な思考パターン」と，治療が進むにつれて彼女が身につけていった，それに代わる「合理的な思考パターン」のリストです。

・自滅的な思考パターンを克服するために，以下のような作戦を立ててみるのもよいでしょう。つまり，頭の中で「不合理な思考パターン」を「合理的な思考パターン」に置き換えていくだけでなく，「不合理な思考パターン」に陥ってしまったときに，あなた自身が何か別の行動をすることによって，その結果を変えていくのです。行動計画をよく練ってください。そして，この次に自滅的な思考パターンが生じたときに，それを実行してみてください。例：「友だちに電話する」「誰かに会いに行く」「バランスシートを読み返す」

　摂食障害をかかえる人たちが，各自の自滅的な思考パターンに対して考え出した合理的な思考パターンの例を，以下にいくつか挙げてみます。食事に関するもの，食事以外の生活一般に関するものなどさまざまです。

　　エヴァ：「ちょうどいいと思っている量よりも少しだけ多く食べ過ぎたからといって，罪悪感に苦しむのはばかげている」。「普通に食べるのはむずかしいことだけれど，不可能というわけではない」。「誰かを誘って断わられたとしても，それは私が何か悪いことをしたからではない」。「私が何かばかなことをしたとしても，『私はばかな行動をした』というだけで，『私は完全なばかだ』ということではない」
　　ジェーン：「体重が少ないと，とても気分がいい。だけど，それは『体重が少ないことが私にとってよいことだ』という意味ではない」

ヴァル：「食べたくてたまらないときでも，必ずしも食べる必要はない」
アリソン：「人に認めてもらえなくても，それほどひどいことではなく，単に気まずいというだけだ。私が何かばかな行動をしてしまったときでも，それを許すかどうかは自分次第だ」。「失敗して普段より多く食べ過ぎたり，何か間違ったことをしたとしても，それは『私は誤ちも犯すし，それが人間なのだ』ということを意味するに過ぎない」
シャンタル：「仕事がたいへんだと，それからの何日間かはもっとたくさん食べられるようになると思う。きちんと食事ができて，その結果あまり疲労を感じないで済むようになるとすれば，それはよいことだ」。「この重要なプロジェクトがうまくいくかどうかわからないのは不安だけれど，そのために，好奇心旺盛なままでいられるかもしれない」
トレイシー：「何度か再発したり，体重が減ってしまうことは，私にとっての試練なのだ。この試練を乗り越えれば，誤りも犯すしばかな行動もする自分を，受け入れられるようになるだろう」。「立て続けに職を失ってしまったけれど，自分に合った仕事を見つけるためのよい機会になるかもしれない」

恥はかきすて

　羞恥心や屈辱感といった感情は，「完璧でなければ，誰にも好かれない」という思考パターンと密接な関係があります。このような感情を克服するために，あなたにとって恥ずかしくてばかばかしいこと，あまりにも恥ずかしくて人前ではできないようなことを何か考えてみてください。裸で外を歩いたり，誰かをひっぱたくというのは駄目です。本物のトラブルを招いたり，人にけがを負わせてしまいます。本当はしたいのだけれども今までにしたことがないようなこと，あるいは，単にばかばかしいという理由であなたが普段しないようなことです。それをしている自分をありありと想像して，思い切り恥ずかしいという感情を味わってください。
　人前で，その「恥ずかしい行為」をやってみましょう。それをしている間，人に笑われて，「ばかなことをしている」と思われたとしても，うまく自分の感情を調節して，羞恥心や屈辱感を感じなくて済むように工夫してみてください。毎週，最低１回は「恥ずかしい行為」をするよ

うにしてみましょう。他の患者さんたちが考えた「恥ずかしい行為」の例を，以下にいくつか挙げてみます。

・流行遅れの服を着る。
・ノーメイクで，穴のあいたストッキングをはいて，一日中外を歩き回る。
・フォーマルな席に，カジュアルな服装で出かける。
・友だちか親戚に，自分が摂食障害であることを話す。
・大切な人たちに，自分の欠点を告白する。
・服の下に風船かクッションを入れて，肥満体に見えるようにして，一日中外を歩き回る。
・店やプールでは，個室の更衣室よりも共同の更衣室を使用する。
・パーティ・グッズの店で，お腹やお尻を大きく見せるような小道具を買う。
・職場でわざと小さなミスをしてみる。

参考図書

Beck, A.T. (1976). *Cognitive therapy and the emotional disorder.* London: Penguin Books.（アーロン・T・ベック著；大野裕訳（1990）認知療法——精神療法の新しい発展．岩崎学術出版社.）

Blackburn, I.M. (1987). *Coping with depression.* Edinburgh: Chambers.

Burns, D.D. (1990). *The feeling good handbook.* New York: Penguin Group, USA (Plume).（デビット・D・バーンズ著；野村総一郎監訳，関沢洋一訳（2005）フィーリング Good ハンドブック．星和書店.）

Carter-Scott, C. (1988). *Negaholics. Overcome your lack of confidence. A twelve-step programme to recovery.* London: Century.

Palladino, C.D. (1989). *Developing self-esteem. A positive guide for personal success.* London: Kogan Page Ltd.

Wilde-McCormick, E. (1990). *Change for the better. A life-changing self-help psychotherapy programme.* London: Unwin Paperbacks.

第 11 章

心の声を見つけよう

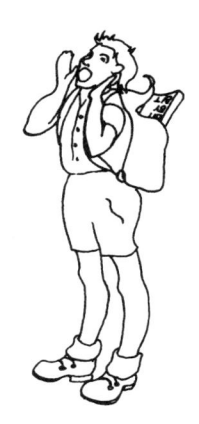

　あなたは，第 10 章で述べてきたような「みんなを喜ばせたがる人」「物事を完全にコントロールしようとする人」，または，その他のパターンに当てはまりましたか？　あなたの人生は，「～すべきである」という考え方に支配されて台無しにされ，他人に奉仕し続けることで枯渇してしまっていませんか？　そして，あなたはすっかり疲れ果てているのではないですか？

　人はあなたの善意につけこんではいませんか？　もしそうなら，それはあなたが人から頼まれると心の中では「いや！」と叫んでいたとしても，「はい」と言って何でも引き受けてしまう人だからです。あなたが人から頼まれると断れないのは，もし断れば，取り返しがつかないぐらいその人の気持ちを傷つけてしまうのではないかと恐れているからでしょうか？　「私は～したい」と主張すれば，自分勝手な人間だと思われそうで不安ですか？

　もし上記のようなことが，あなたにひとつでも当てはまるのであれば，これから先を読んでください。あなたは自己主張が苦手なために苦しんでいるのです。これは多くの場合，「私は駄目な人間だ」「私のことなど誰も愛してくれない」というような極端に低い自己評価がその原因となっているのです。

サリー

　サリーは典型的な例です。彼女は20歳で，小さいけれども成功している会社の秘書として働いています。「私のことなど誰も関心を持っていないわ。私はそれほど魅力的でもないし，一緒にいても楽しくない人間なのよ」。サリーがはじめてクリニックにやって来た頃，彼女は自己嫌悪に苦しんでいました。彼女は罪悪感や，羞恥心，自己嫌悪といった感情に何とか対処するために，自分が役に立つ人間だということを絶えず証明しなくてはなりませんでした。そして，周囲の人の世話をするために，あらゆることをしていたのです。「会社には女の子が4人いるの。上司がやってきて，『誰かコーヒーを入れてくれないか？』と言うと，いつも私が入れることになるの。もちろん，洗い物もいつも私がしているわ。他の子は全然やろうとしないのよ。みんなが帰ってしまった後でも，残って後片づけをしていることがよくあるわ」。サリーはまた，いつも決まって人の2倍の仕事を引き受けていたのです。上司はサリーの仕事を他の女性社員にも振り分けて，彼女の負担を減らそうとしました。「私はそんなことをして欲しくなかったの。上司が私を気の毒に思ってそうしてくれたというのはわかるけれど，後ですごく罪悪感を感じてしまったのよ」。サリーはマゾヒストなのでしょうか？　それとも，聖人なのでしょうか？　たぶんどちらでもないでしょう。サリーはドアマットのように人に踏みつけられることにすっかり慣れてしまっていて，そのように振る舞わないと不安になるのです。ドアマットの役を降りたら，人に嫌われてしまうだろうと彼女は恐れていたのです。

　心の中にため込んでいる怒りやフラストレーションが噴き出してしまうことを恐れて，自分の本音が話せない人もいます。

シンディ

　シンディは20歳の学生です。友だちと一緒に，アパートで共同生活をしていました。「私たちは対等な立場にあるはずだけれど，私には考えていることを口に出して言う権利がないように感じているわ。一緒に住んでいるアリソンは率直にものを言う子だけれど，とても無神経なところがあるの。そのことが原因で，彼女に腹が立っているのよ。この前，彼女は自分の誕生日に友だちをレストランに招待したの。その時，みんなの前で『どうせ後で吐いてしまうのだから，シンディの分は払わないわ』と言ったのよ。私はものすごく腹が立ったわ。彼女を蹴り上げるか，殴るか，怒鳴りつけるかしてやりたかったわ。でも，そうすることはできなくて，何も言わずに作り笑いをすることしかできなかったの」

自己主張できるようになるために

　私たちは自分の要求や気持ちを，以下の3通りの方法で人に伝えることができます。

　1．受身的な方法
　この方法では，自分自身の要求や気持ちははっきりと言葉にされません。この種のコミュニケーションは，前かがみの姿勢で，視線を落として，ためらいがちに，自嘲的に，時には泣きそうな声で行なわれます。「たぶん〜」「恐れ入りますが，よろしければ〜」「大丈夫。気にしないで」といった言い回しを伴います。

　2．うまく自己主張する方法
　この方法では，自分自身の要求や気持ちをきちんと言葉にして伝えますが，同時に相手の気持ちも考慮しながら話すことになります。

　3．攻撃的な方法
　この方法では，自分自身の要求や気持ちを一方的に伝えることになります。不適切な怒りや敵意が声高に，激しい調子で言葉にされます。脅すような口調で「〜した方がよい」，頭ごなしに「やめてよ。冗談言わないでよ」，自分の判断を押しつけるように「〜すべきだ」「もっとわかってくれると思ったのに」というような言い方になります。

　私たちはこのような3通りの方法で，さまざまな状況に対処しています。摂食障害をかかえる人は受身的な方法か攻撃的な方法のいずれかをとって，中間的な方法をとることができません。
　あなたが最近，自分の気持ちを抑え込んで，受身的に振る舞ってしまったときのことを思い出してください。どのような過程でそのような行動をとるに至ったのか考えてみましょう（第2章の「ABC アプローチ法」を参照）。

A．いつ？　どこで？　誰と？　何を？
- どのようなことを考えましたか？
- あなたが抑え込んだのはどのような気持ちだったのでしょうか？
- 以下のように考えてしまうと，自分の気持ちを抑え込んでしまうことになりがちです。

    - 「もし私が何か言うと，相手は私のことを嫌いになるだろう」
    - 「ここで取り乱すのは愚かなことだ」

B．受身的な振る舞い
- どのような過程で，あなたはその人の言いなりになってしまったのでしょうか？

C．その結果どうなりましたか？　プラスの結果とマイナスの結果を考えてみてください。

　受身的に振る舞うよりも，うまく自己主張するためのスキルを学び，実行することができるようになれば，受身的でも攻撃的でもない，ちょうどよい中間的な方法を見つけることができるでしょう。

平穏な生活を送るために

　「なぜ自己主張するためのスキルを学ばなければならないの？　それはとても危険なことではないのかしら？」とあなたは疑問に思うかもしれませんね。どのような理由であれ，自分自身の要求や気持ちを口に出して話さないなら，短期的にはそれがとても楽なことのように思えても，長期的に見ると心身両面においてあなたの健康を損ねてしまうことになるでしょう。

- 自己主張しないでいるとフラストレーションがたまります。過食症もよくなりませんし，頭痛や腰痛などの身体症状が出現することもあります。
- 「いつも踏みつけにされて，かわいそうな人だ」と同情して，自己主張し

ないでいるあなたのことを好きだと言う人もいるかもしれません。しかし、そのような人たちも間もなくあなたに対していらいらし始めるでしょう。あなたが「人生は不公平だわ」と愚痴をこぼしたり、過食症のせいで調子が悪そうに見えるのに、それに対して何もしようとしないような場合はなおさらです。

・心の中の葛藤から目を逸らせば、短期的にみると葛藤は消え去ったかのように感じるかもしれませんが、長期的にみると緊張とフラストレーションを強めることになります。何か問題が起こったときに、その場で対処する方がはるかに健康的です。

「それができるようになるためには、ものすごく努力する必要がありそうね。それに、そんなことをするとみんなが私から離れていきそうで怖いの。私にはとてもできないわ」とあなたは尻込みするかもしれませんね。何も一晩で生まれ変わって、いつでもどこでも自己主張できるようになりましょうということではありません。状況に応じて自己主張するかどうかを選択し、必要な場合だけ、実行できればよいのです。

自己主張スキルの基本ルール

他のすべての人と同様に、あなたにも人としての基本的な権利があります。つまり、自分自身の考えを持ちそれを口に出して言う権利、失敗する権利、罪悪感を感じることなく頼まれ事を断る権利、考えを変える権利、自分自身の目標を決める権利、自分自身の行動、考え、感情を評価しそれらが招く結果について責任を持つ権利です。

・前もって考えましょう。交渉する前に、自分が何をしたいのか、自分には（他人にも）どのような権利があるのかを明確にしてください。反対意見が出ることも想定して、そのときの対応を考えておいてください。十分に備えをしておけば、自信が持てるでしょう。
・できればタイミングを選んでください。上司が会議に出るために、あなたの机の横を急いで通り過ぎようとしているときに、昇給の相談をすることは正攻法ではありません。個人的に話をすることができるように約束を取りつけてください。
・頼み事をするときは、具体的にはっきりとわかるように言ってください。「ただ〜」「多少〜」「ひょっとして〜」などのあいまいな言葉は使わない

ようにしましょう。「たいへん恐縮ですが，私はもしかしたら昇級の機会をいただけるのでしょうか……」というような言い方はしないで，「私は昇級させていただけるのでしょうか？」とはっきりと言うようにしてください。

- 人を批判するのではなく，その人の行動を批判するようにしてください。他の人の評価にこだわるのではなく，事実そのものに目を向けるようにしてください。「どうせいつも〜だ」「絶対に〜ない」「無理だ」などの言葉は使わないようにしましょう。相手や状況についてポジティブなことを言うようにしてください。言わなければならないことを言った後は，そのことをくよくよと考えてはいけません。自分が言ったことを謝って撤回するようなことはしてはいけません。
- 頼まれ事を断わらなければならないときは，相手に他の選択肢を提案してみましょう。「悪いけど，今晩は赤ちゃんをみてあげられないの。明日ならみてあげられるのだけれど，それでもいい？」
- 会話中に自分の都合だけで話題を変えようとしたり，あなたが決めたことを覆そうとする相手に対しては，「壊れたレコード」作戦を用いるようにしましょう。相手が何と言おうと，穏やかな口調であなたの言いたいことを繰り返し話すようにしてください。
- 相手の目を見て話しましょう。背筋を伸ばして，リラックスした姿勢をとってください。肩を怒らせず，腕は組まないようにしましょう。

あなたが批判にさらされて困ったときは，以下のテクニックを用いてみましょう。

- 彼らの批判にも一理あるかもしれないと穏やかな気持ちで認めるようにしましょう。しかし，その批判に対してどのような行動をとるかは自分で判断するようにしてください。
- 謝る必要はありませんが，自分のミスは素直に認めるようにしましょう（これも自己主張スキルのひとつです）。
- 批判の内容があなたの役に立ちそうなものであれば，今後に生かすために，相手にもっと詳しく話してもらうようにしましょう。

自己主張スキルの実践編

これまでに述べたようなことを，あなたは何かの本や雑誌ですでに読んだことがあるかもしれませんね。しかし，いざ実行しようとすると，

第11章　心の声を見つけよう

どのようにすればよいかわからないのではないでしょうか？

　前もって準備ができるような状況については，

・鏡の前で自分が言いたいことを言う練習をしてみましょう。
・自分が言いたいことを録音してみましょう。
・友だちと一緒にその状況をロールプレイしてみましょう。「頼み事をする人の役」「頼み事をされる人の役」を交互に演じてください。

　状況によっては，その場で対策を考えなくてはならない場合もあります。あなたは人から何かを頼まれると，習慣的につい「はい」と言ってしまうのかもしれません。「はい」と言ってしまった後ではじめて，「本当は余計なことは引き受けたくなかった」ということに気づくのでしょう。そのような場合には，あなたには「考えを変える権利」があるということを思い出してください。あなたが「はい」と言ってしまった相手に電話をして，「ごめんなさい。やっぱりその臨時の仕事はできないわ」と言うようにしましょう。

　答えにくい質問をされたときには，自分の考えがうまく伝わるような答え方をなかなか思いつくことができないかもしれません。しかし，すぐにうまい返事を思いつく必要はありません。質問されたときに，あなたがどのように感じたのかを，後で相手に伝えればよいのです。「あなたが昨日言ったことについて，話がしたいの。あなたが……と言ったとき，私はとても傷ついたの」

　はじめて自己主張をするときには，怖く感じるかもしれません。しかし，練習するにつれて自己主張がうまくなっていきます。自分の考えをはっきりと主張すれば，次第に自信がついてくるでしょう。そして，自信がつくと，自分の考えをもっとはっきりと主張できるようになります。そうなると，あなたの生活は少しずつ安定したものになるでしょう。

　次に挙げるのは，困難な状況を乗り越えることができた患者さんの例です。

アーシュラ

　アーシュラは誰からも好かれる優しい女性です。彼女はアマチュア・オー

ケストラに参加していました。オーケストラのメンバーにリンという女の子がいて，アーシュラと友だちになりたがりました。リンは毎日のようにアーシュラに電話をしてきて，何時間も自分の悩み事を話しました。しかし，アーシュラのアドバイスを聞こうとはしていないようでした。リンは「今晩，暇なのでしょう？　よかった。芝居のチケットが2枚あるの。一緒に見に行かない？　車で迎えに行くわ」というような断りにくい誘い方で，アーシュラを何度も誘いました。アーシュラは断わることができず，最初は困惑しただけでしたが，そのうちリンに対してとても腹が立つようになりました。彼女はリンをできるだけ避けるようにして，リンが電話をしてきたときには，両親に頼んで「アーシュラは今家にいない」と言ってもらうようにしました。オーケストラはとても楽しかったけれど，もう行かないようにしようと思いました。リンに対しては「申し訳ない」という気持ちもありました。リンには友だちがほとんどいなかったからです。アーシュラは，リンの誘いをすべて断ったとしたら彼女を傷つけることになるだろうと思いました。また，今までリンから芝居のチケットをもらったり，彼女のちょっとした好意に甘えてきたのだから，ここで自分の意見を主張してリンとのつき合いに距離を置くようにするのは悪いことだとも思いました。しかし，何とかしなければならないのは明らかでした。中途半端にリンを避けたとすると，彼女がかえって余計につきまとってくるだろうから，リンから自由になるためには思い切って彼女に立ち向かうしかないとアーシュラは考えました。以下の会話は，アーシュラが「壊れたレコード」作戦を使って，どのようにしてリンに自分の考えを伝えることができたのかを示しています。

電話での会話
アーシュラ：「もしもし，アーシュラよ」
リン（少し非難するような口調で）：「あら，一日中あなたに連絡をとろうとしていたのよ。どこにいたの？」
アーシュラ（やや身構えて）：「えーっと，ちょっと出かけなければならない用事があったの」
リン：「今晩家にいるの？」
アーシュラ：「ええ，いるわ」
リン：「何も予定はないの？」
アーシュラ：「特にないわ。テレビを見るくらいよ」
リン（うれしそうな口調で）：「それはよかった。ちょうどあなたに会いに行きたいと思っていたの。途中でピザを買って8時頃にあなたの家に行くわ。それでいい？」
アーシュラ：「実は，今夜は誰とも会いたくないの。ひとりでいたいの

よ」
リン（ちょっと驚いた口調で）：「つまらないことを言わないでよ。ひとりでぼんやりしていると，よくないわよ」
アーシュラ：「つまらないことを言ってごめんね。でも本当に今夜は人に会う気になれないのよ。たぶん週末には会えるわ」
リン（媚びるような口調で）：「今夜会えるとうれしいなあ……。アランとのことでちょっとした進展があったのよ。だから，聞いて欲しいの」
アーシュラ：「聞いてあげたいけど，今夜は本当にそんな気分になれないのよ」
リン（だんだん腹を立てて）：「いったいどういうことなのよ？　何もすることがないって言ったわよね？　それなのに，私が行くといけないの？　あなたって本当に自分勝手な人だわ。親友にそれはないでしょう」
アーシュラ：「ごめんなさい。でも，今夜は本当にひとりでいたいのよ」

電話での会話が進むにつれて，リンがアーシュラを気まずく後ろめたい気持ちにさせようとしたのは明らかでした。アーシュラはリンの誘いに乗らず，「自分勝手」と非難されても，そのことで言い争いをしないことによって，困難な状況にうまく対処することができたのです。

参考図書

Butler, P.E. (1982). *Self-assertion for women*. New York: Harper and Row.（パメラ・E・バトラー著；山田真規子監訳，翻訳工房〈とも〉訳（1996）女性の自己表現術——ノーと言える自分づくり．創元社．）

Dickson, A. (1985). *A woman in your own right. Assertiveness and you*. London: Quartet Books.（アン・ディクソン著；竹沢昌子，小野あかね訳（1998）第四の生き方——「自分」を生かすアサーティブネス．つげ書房新社．）

Hare, B. (1988). *Be assertive*. London: Macdonald Optima.

第12章
破滅への誘惑

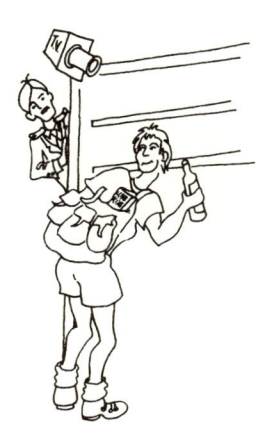

　アルコールやドラッグの乱用，万引きや浪費は，摂食障害をかかえる人によく認められる問題です。このような問題の背景には，第10章で説明した過食の背景にあるのと同じような感情的な要因があります。これらの問題行動は，摂食障害によって引き起こされる不快な影響から逃れるための手段として使われ，「過食してしまった」という罪悪感や空腹の苦しさを紛らせてくれることがよくあります。また，その他の問題に対処するための手段として使われることもあります。例えば，不眠を解消し，緊張を和らげるためにアルコールやドラッグが用いられます。これらは気分の落ち込みや退屈，不安などの心の問題を「癒す」目的で使われることもあります。この章で紹介されている症例からわかるように，最初はふとした思いつきで始めたことが次第に自滅的なパターンとなってしまい，結果的にやめられなくなってしまうのです。

アルコールとドラッグ，破滅への道

　対人緊張や不安を紛らすために，アルコールやドラッグが使われることがよくあります。特にあなたが「私は太っている」と思っているような場合には，アルコールを飲まずに外出することはむずかしいかもしれませんね。

第12章　破滅への誘惑

ブリジット

「私は子どもの頃からとても内気だったわ。好きな人の前に出ると途端に，まったくしゃべることができなくなってしまうの。汗をかき始めて，頭が真っ白になるわ。そんな私を他の人が見ると，うんざりすると思うの。それに，過食症のせいで，人と一緒にいるときにリラックスすることがますますむずかしくなってしまったわ。アルコールを飲まないと，外出しても楽しめないのよ。普段は出かける前にワインをボトル半分飲むの。それから一晩中飲み続けるのよ。翌日になって前の晩のことを思い出せないことがよくあるわ。酔っ払っているときの私って，まったく手に負えないらしいわ」

外出するときにいつも酔っていたり，ドラッグを使用している状態であれば，他の人もそれに気づいて，あなたのことをよく思わないようになるでしょう。そういうことがブリジットにも起こったのです。

「仲のよい友だちは，私が酔っているときには一緒にいたくないと言ったわ。よろよろと歩き回って，自分ひとりで面白がって冗談を言い，男の人を挑発したりするらしいの。何度か見ず知らずの男の人と寝たことがあるけど，その人たちはしらふのときには二度と会いたくないような人なのよ」

アルコールとドラッグの問題は，「もう耐えられない。人生ってあまりにも悲惨」症候群が原因となることがよくあります。ジュリーやモイラの例が示すように，生きていくことの苦しさを和らげるためにアルコールが使われるのです。しかし，生活すべてがアルコールやドラッグを中心に回るパターンがいったんできあがってしまうと，人生は悲惨なままであり続け，さらに悪くなる可能性もあります。

ジュリー

ジュリーは前途有望なダンサーでしたが，過食症のためにダンススクールを退学させられました。「私の希望はすべて絶たれてしまったわ。ダンスしか知らなかったのよ。正直言って，それ以外のことは何もしたくなかったわ。ダンサーになろうと思って何年もダンスばかりしてきたのよ。私は腹が立って仕方がなかったわ。私を追い出したダンススクールに腹が立っていたし，過食症をうまく隠せなかった自分自身や，両親，世の中のことすべてに腹が立っていたわ。そんなときケヴィンに出会ってつき合い始めたのよ。ケヴィンはアルコールが好きだったので，すぐに私たちは毎晩のようにパブに行く

ようになったわ。ふたりとも働いていなかったの。母は彼のことが嫌いだったけれど，そんなことはどうでもよかったわ。私は毎晩飲んで，酔っ払い続けたわ。やめられなかったのよ。その後，ケヴィンとは別れようとしたけれど，彼は別れたくなかったので，ものすごく怒って私をひどく殴ったの」

モイラ
「私は毎日大麻を吸っているの。大麻がなかったらどうなるかって？ 些細なことが心配で，緊張して不安になって落ち着かなくなるの。私は常に心配事を見つけずにはいられないタイプなのよ。いつもいろいろなことを考えてしまうの。あの場面でどのように振る舞うべきだったかとか，どのように言った方がよかったかとか。大麻を吸うと何も考えなくてすむのよ。このまま吸い続けても大丈夫なんだろうかと時々心配にはなるけどね。大麻にエネルギーを奪われて，すっかりやる気をなくしてしまうの」

アンフェタミン（覚せい剤）などのドラッグを使用すると体重が減ることがありますが，結果的にあなたは大きな犠牲を払うことになります。「アンフェタミンを使うと，興奮して全然眠れなくなったわ。性格が変わってしまって，とても疑い深くなったのよ」。「やせ薬」として NHS [National Health Service；英国の国民医療制度] 以外の痩身クリニックで販売される薬物の多くはこのタイプです。このような薬物は，重大な副作用を持っているために，NHS の医療機関で処方されることはありません。

エクスタシー
「エクスタシー」についてはよく知られており，安全なドラッグであるかのように宣伝されてきました。しかし，これは事実ではありません。医学雑誌「ランセット」に発表されたヘンリー，ジェフリーズ，ドーリングらによる論文（1992 年，第 340 巻，pp.384-387）では，肝障害から突然死に至るまでの「エクスタシー」のあらゆる副作用が報告されています。

カフェインと人工甘味料
この部分は必ず読んでください。「ドラッグを使っていないから私に

は関係がない」と思って，読み飛ばさないようにしてください。タバコについてはどうですか？　カフェインや人工甘味料についてはどうですか？　カフェインがどれほど強力な「ドラッグ」であるかということを私たちは忘れがちです。カフェインによって不安やパニック発作，ふるえが起きることがあるのです。カフェインをとり過ぎると，睡眠や思考が障害されてしまいます。考えをまとめるのがむずかしくなるかもしれません。人に対して疑い深くなることもあります。この後に出てくるアルコール依存症に関する質問に答えてみましょう。ただし，「アルコール」という言葉を，あなたが使っている「ドラッグ」に置き換えてください。この場合も，「はい」の答えが4つ以上あれば，あなたはそのドラッグに対して依存症になりつつあると考えられます。

私はアルコール依存症なの？

　あなたが摂食障害の問題をかかえているなら，さまざまな理由からアルコールやドラッグの依存症になってしまう危険性が高いと考えられています。摂食障害をかかえる女性の家族には，アルコールや薬物依存の問題が一般の家庭よりもはるかに多く認められるということが複数の研究で示されています。どのようなことが原因で何世代にもわたって同じような問題が起こってくるのかは，今のところはっきりとわかっていません。何らかの生物学的な脆弱性が遺伝するのかもしれません。あるいは，困難なことがあるとアルコールをたくさん飲んで紛らせようとするような親のもとで養育された場合，その子どもも成長段階で同じような行動パターンを身につけてしまうのかもしれません。また，摂食障害の患者さんがアルコール依存症になりやすくなる要因のひとつとして食事制限が挙げられます。食事制限をすることによってアルコールの誘惑に負けてしまいやすくなるのです。あなたの体はアルコールが唯一の許されたカロリー源であることをたちまち学習してしまいます。そのため，あなたはますますアルコールが欲しくなってしまいます。

　アルコール飲料は高カロリーで低栄養なものです。アルコールには健康のために必要なミネラルやビタミンが含まれていないのです。しかも，

アルコールを代謝するために，体内に貯蔵されているビタミンが消費されます。そのため，アルコールを飲み続けるとビタミン欠乏のリスクが高まるのです。ビタミン欠乏によって脳がダメージを受け，特に記憶力が低下する危険性があります。

どれだけ飲むと危険？

1週間あたりの飲酒量を計算するには，「ユニット」数に換算するとよいでしょう。

```
1ユニット＝約300mlのビール
       ＝1ショット（30ml）のウィスキーかブランデー
       ＝グラス1杯のワイン
       ＝小さなグラス1杯のシェリー酒，ヴェルモット酒，その他
        の食前酒
```

家では，パブやレストランで注いでくれる量よりも多目に注いでしまうことがよくあるので，飲んだユニット数を計算するときには，この点を考慮に入れる必要があります。毎日の飲酒量を1週間，日誌に記録してください。

女性の場合，毎日均等な量を飲むとすれば，1週間に14ユニットまで（男性は21ユニットまで）なら長期的な健康上のリスクがないと言われています。しかし，先に述べた理由のために，栄養バランスが不安定な摂食障害の女性にとっては，どの程度までが安全な量なのかはっきりとわからないのです。週にたった2回の飲酒でも，酔っ払うほど飲んでしまうのなら，摂食障害の問題がなくても健康上のリスクが高くなるでしょう。1週間に22ユニット以上（男性は36ユニット以上）飲むと，健康を害する恐れが高く，肝臓と胃の両方が障害される可能性があります。集中力も低下し，個人的あるいは社会的なさまざまな問題が生じるでしょう。経済的な問題，違法行為といった法律上の問題，職場や家庭での問題，あるいは性機能障害などが起こる可能性があります。

以下の質問にできるだけ正直に答えてください[注]。

- アルコールを飲みすぎることがよくありますか？　飲む量を減らした方がよいと思うことがよくありますか？
- アルコールが原因で何か問題が起きていますか？　また飲むことに対して罪悪感を感じますか？
- 「アルコールをやめた方がよい」と誰かに言われたり、飲酒の問題で批判されたことがありますか？
- 気分を落ち着かせるため、あるいは二日酔いを醒ますために、午前中にアルコールを飲んだことがありますか？

「はい」の答えがひとつでもあれば、さらに以下の質問に答えてください。

- いったん飲み始めると、はじめに考えていた量よりも飲みすぎてしまうことがよくありますか？
- 飲む量を減らそうとか、アルコールをやめようとよく思いますか？
- 飲酒して酔っていたり、二日酔いの状態でいることが多いですか？
- 車の運転中など、アルコールを飲むと危険な状況で飲酒したことがありますか？
- 仕事をさぼってアルコールを飲んだことがありますか？　趣味に時間を費やしたり、家族や友人と過ごす代わりに飲酒してしまうことがありますか？
- 飲酒のせいで他の人に迷惑をかけていますか？
- 飲酒のせいで、心理的あるいは身体的な問題が起きていますか？
- アルコールをはじめて飲んだ頃に比べると、酔うために必要なアルコールの量は増えていますか？
- 飲酒量を減らしたら、ふるえが起きたことがありますか？

「はい」の答えが4つ以上あれば、あなたはアルコール依存症になりつつあります。アルコールを飲み続けている限り、摂食障害を改善することは非常にむずかしいでしょう。アルコール依存症の治療について情報を得たい場合は、最寄りの精神保健福祉センターか保健所などの公的相談機関に問い合わせてみてください。

注) Spitzer, R.L., Williams, J.B.W., Gibbon, M., & First, M.B. (1989). *Structured Clinical Interview for DSM-III-R: Non-patient Edition.* (SCIO, 9/1/89 Revision). New York: New York State Psychiatric Institute, Biometrics Research Department. を改変。

思い切って減酒・断酒しよう

　ここまで読んできて，あなたがアルコールの問題をかかえていることがわかったのであれば，飲酒量を減らすか，あるいは断酒しましょう。アルコールを飲まないことは最近ますます社会的に受け入れられるようになってきました。タバコについても同じことが言えます。1980年代までは，タバコを吸っている人に面と向かって意見をしようとすると「変わった人」という目で見られ，もし本当に文句を言おうものなら，逆に文句を言い返されかねませんでした。今日では，能動喫煙によるリスクだけでなく，受動喫煙による健康上のリスクが広く知られるようになったため，喫煙者の方が肩身が狭くなったのです。タバコの害を訴える広報活動が効果をあげたのですが，それはまた，受動喫煙のリスクにさらされている人々が「タバコを吸って何が悪いのか」といった横柄な態度の喫煙者に向かって立ち上がった結果でもあります。

　もし誰かがあなたに無理にアルコールを勧めようとしても，勇気をもって断ることができますか？　「さあ飲めよ。つまらないことを言うなよ。どうしてこれくらいの酒が飲めないんだ？」などと言い，何としてでもあなたに飲ませようとする人に抵抗するのはとてもむずかしいことです。でも，アルコールを飲むときだけしか仲間に入れてくれないような友だちなら，そのような人たちはあなたにとって本当の友だちだと言えるでしょうか？

飲酒量の減らし方

- 少しずつ口に入れて飲むようにしましょう。グラス1杯を飲み干すまでに何口かかるかを数え，次の1杯はもっとその数が増えるようにしてみてください。
- 飲んでいるときに，グラスから注意を逸らすことができるような何か楽しいことをしてみましょう。音楽を聴く，おしゃべりをする，クロスワードパズルをする，など。
- いつも飲む種類のアルコールを飲まずに，別の種類のアルコールに変えてみてください。今までの飲酒の習慣を変えたり，飲酒量を減らすのに役立ちます。
- 味わいながら，もっとゆっくり飲みましょう。

- 遅いペースで飲んでいる人の真似をしてみましょう。そのような人を探して、その人のする通りにしてください。その人がグラスに手をつけるまでは、あなたも手をつけてはいけません。
- ひと口飲むごとにグラスを置いてください。グラスを手に持ったままだと、飲みすぎることがよくあります。グラスを持つ代わりに、手を使って何か他のことをするようにしてみましょう。
- ウィスキーやブランデーなどの強いアルコールは、水やノンアルコール飲料で薄めて飲むようにしましょう。
- 人と一緒に飲む場合、自分の分はできるだけ自分で注文して、自分で払いましょう。もし順番におごらなければならないときは、あなたの番には自分の飲み物を注文しないか、ノンアルコール飲料を注文してください。
- 少なくとも週に1日、できれば週に2〜4日、飲酒しない日を設けるようにしましょう。他の楽しみごとやリラックスできることを始めてください。
- いつもより遅い時間から飲み始めるようにしてみましょう。例えば、いつもより遅く飲みに行く、など。
- アルコールを飲むのを断る方法を身につけるようにしましょう。アルコールを勧められた場合の断わり方をロールプレイで練習してください。これはあなたが身につけなければならない自己主張スキルの中で最も重要なものです。「ありがとう。でも今、アルコールを控えているのよ」「今夜は飲まないわ。お腹の調子が悪いのよ」など。

アルコールを飲むと抑制が効かなくなるので、過食してしまう危険性が高まるということを忘れないでください。

ロシアンルーレットは好きですか？

万引きをしているときにたとえ見つかったとしても、銃で撃たれることはまずありませんが、ほとんどの人はいつか警察に捕まります。では、なぜ聡明で普段はきちんと法律を守っているはずの摂食障害をかかえた人たちが、そのような人前で恥をかき、裁判所に召喚され、前科がつき、場合によっては刑務所に入れられるかもしれないようなことをしてしまうのでしょうか？

それにはいろいろな理由があります。過食したいという強い衝動が生じたとき、あるいは過食のための食料を買うお金がなくなったときに食べ物を盗む人もいます。欲しいわけではなく、必要でもないのに、服や

その他の物を盗む人もいます。なぜそんなことをするのか，自分でも説明できないことがよくあります。このような一見不合理な行動の原因はまだはっきりとわかっていませんが，飢餓状態にあることがこのような行動と関係していると考えられています。例えば，飢えた動物は物をため込むという事実はよく知られています。また，1950年代にアメリカで行なわれた有名な飢餓実験では，実験的に飢餓状態となった被験者はあらゆる種類の物を集めて，ため込みました。

退屈な気分や落ち込んだ気分をスリルを感じることによって紛らそうとして，万引きを繰り返す人もいます。このような刺激は癖になりやすく，いったん癖になるとますますエスカレートしてしまいます。

ルイーズ
「5年前から私は万引きの常習犯なの。過食症が始まってからは，もっとひどくなったのよ。私は子どもの頃はとても不幸で，お菓子を盗んだことが時々あったわ。最近はだいたい化粧品かイヤリングを盗んでしまうの。過食がひどい時期に万引きをする傾向があるのよ。ダイエットをして自分自身がコントロールできていると思っているときはそんなことはしないの。万引きをするとスリルが味わえるし，刺激的で，ぞくぞくするのよ」

万引きを繰り返していくうちにますます癖になってしまい，「私は捕まらない」と思い込むようになるのかもしれませんが，結局はほとんどの人が警察に捕まってしまいます。

クレア
クレアは過食症が始まって2,3年してから万引きをするようになりました。彼女は服，食べ物，化粧品，雑誌を繰り返し盗み，自分が盗んだ物すべての詳細なリストを作っていました。「どうしてあんなことをしたのか，今でもわからないの。ただ，そうしなければならなかったのよ。強迫観念のようなものだったわ。そうすることで，自分自身がコントロールできているような気がしたの。危険だということはわかっていたわ。自動監視カメラがあるような店でも万引きをしたのよ。たぶん心のどこかで，捕まるのを待っていたのだと思うわ」。クレアは数年間万引きを繰り返したところで，警察に捕まりました。彼女は自分がしたことを隠そうとはしませんでした。警察は

クレアの盗品リストを見つけ，彼女は数カ月間刑務所に入ることになりました。「刑務所は思ったほどひどいところではなかったわ。それよりもずっとひどかったのは，すべての事実が名前と住所入りで地元の新聞に載ったことなの。それまで過食症のことを誰にも話していなかったから，そのことが一番辛いことだったわ」

もしも私がお金持ちだったなら……

浪費も，憂うつな気分や空虚感，退屈を紛らすための自滅的な方法です。浪費は違法行為ではありませんが，それ自体が問題なのです。多くの過食症をかかえた人たちが強迫的な浪費の結果，悲惨な経済状態に陥って，あちこちの金融業者に多額の借金をつくってしまいます。借金を返済できる見込みがなくなると，逆に開き直ってしまい，さらに借金を続けて，その結果ますます深みにはまってしまうこともあります。

シャロン
シャロンは生活保護を受けているシングルマザーです。「私は最近何もかもうんざりして，気分が落ち込んでいたの。何をしても楽しくないし，面白くなかったのよ。ちょうどそんなとき，このカタログを手に入れたので，掃除機やミキサーなど，いろいろな台所用品を注文し始めたの。少しの間は充実感があって気分がよくなったわ。でもそれは長続きしなかったの。10万円も支払わなければならなくなったのよ。商品が届いても，箱を開けることさえしなかったわ。もう3週間も物置きに置いたままにしてあるの」

浪費が癖になると，旅行や引っ越し，勉強など，本来あなたがしたいと思っていたことができなくなってしまいます。

リーサ
タイピストのリーサは両親と一緒に住んでいます。彼女は銀行に40万円，両親にも30万円の借金があります。「今は何も買う余裕がないわ。借金をすべて返済しようと思えば，あと何年かかるかわからないわ。本当は一人暮らしをしたいけれど，それはできないの。今の私の経済状態だと家賃も払え

ないと思うわ。給料のほとんどは洋服代に消えていくの。それも買うだけで一度も着ないような服にね。まるで，私にぴったりくる服を必死になって探しているようだわ」

浪費や万引き，あなたに心当たりは？
- あなたは浪費や万引きをしたことがありますか？
- もしあるなら，日誌に浪費または万引きをしたときの状況を書いてみましょう（第2章の「ABCアプローチ法」を参照）。
    - そのとき，どのような気持ちでしたか？
    - 後で，どのような気持ちになりましたか？
    - 浪費または万引きをやめたら，どうなるのでしょうか？
    - 浪費や万引きは，自分へのごほうびや，何かわくわくできること，楽しめることとして，あなたが唯一自分に許していることなのでしょうか？
    - 浪費や万引き以外に，何かわくわくできること，楽しめることを見つけることができますか？
- あなたの問題が万引きなら，万引きをやめるために，考えうる限りの最悪の事態を想像してみるとよいかもしれませんね。クレアのケースでは，悪夢のようなシナリオが現実のものとなりました。あなた自身の「悪夢のようなシナリオ」を考えてみてください。そして，万引きをしたいという衝動に駆られたときには，そのシナリオを思い出すようにしましょう。
- あなたの問題が浪費なら，どんなに時間がかかったとしても，借金を完済することがスタートとなります。クレジットの請求書を引き出しの奥にしまい込んで自分の目に触れないようにするのはよくみられるやり方ですが，何の解決にもなりません。銀行にこの問題を相談するようにしてください。現実的な解決策を教えてくれるでしょう。友だちや家族の誰かに，この問題を打ち明けることができますか？　彼らにあなたの小切手帳やクレジットカード，キャッシュカードを管理してもらうことができますか？彼らに生活費を援助してもらうことができますか？

参考図書

Curran, V., & Golombok, S. (1985). *Bottling it up*. London: Faber and Faber.

Chick, J., & Chick, J. (1984). *Drinking problems: Information and advice for the individual, family and friends*. Edinburgh: Churchill Livingstone.

Miller, W.R., & Munoz, R.F. (1983). *How to control your drinking*. London: Sheldon Press.

Tyrer, P. (1986). *How to stop taking tranquillisers*. London: Sheldon Press.

第 13 章

あなたを取り巻く人たち
——親，パートナー，子ども，友だち

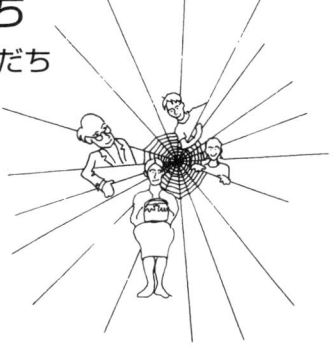

スウィート・ホーム

　あなたが家族と暮らしているのであれば，あなたが摂食障害をかかえていることによって家族はさまざまな影響を受けることでしょう。あなたの親は，食器棚の食べ物を盗ったり，家族と食卓をともにしようとしないあなたに腹を立てるかもしれません。また，あなたが摂食障害を患ったことに対して罪悪感を抱いたり，自分自身を責めてしまうかもしれません。あなたのために料理を作り，特別なダイエット食を買ってきたりして手助けをしようとする一方で，「ばかばかしい」摂食障害を「すぐにでも治すように」と，怒ってあなたに言うかもしれません。

　あなたは，「親はわかってくれない」「子ども扱いされている」「いつも批判ばかりされる」と感じるかもしれません。あるいは，「自分のせいで家族を煩わせてしまっている」と悩んでしまうかもしれません。

　摂食障害をかかえるあなたが誰かと一緒に生活するのはむずかしいことです。しかし，摂食障害をかかえるあなたと一緒に生活することもまた同じぐらいむずかしいことなのです。

エリザベス

　エリザベスは数年前から過食症を患っていました。両親はそのことを知っていて，特に母親は手に入る限りの摂食障害に関する本を読んでいました。家族から離れてしばらく生活した後，エリザベスは経済的に苦しくなり家族の元に戻りました。「母は私をとても注意深く観察していたわ。それなのに，摂食障害のことには一言も触れないの。私のことを腫れ物扱いしたのよ。母が私のボーイフレンドに『もしエリザベスのことで何か困ったことがあったら，いつでも相談にのるわ』と内緒で言っていたことがわかったのよ。私は彼からそのことを聞いて，とても腹が立ったわ。私は病人なの？　私が傷つくと思って，話しにくいのかしら？　母は私が摂食障害を患っていることを恥ずかしく思っているから，その話題に触れることができないのよ」

親とうまくやっていくためには

- あなたがまだ親に摂食障害のことを話していないのであれば，話すべきかどうかよく考えてみましょう。話すことでプラスになること，マイナスになることは何でしょうか？　親はあなたの食生活に何か問題がありそうだと気づいていることが多いですし，あなたが打ち明けることで，親もあなた自身も安心するのではないでしょうか。
- あなたが摂食障害のことをすでに親に話しているのに，状況があまり改善していないようであれば，あなたのことを理解し手助けできるようになるために，あなたの親は摂食障害に関する情報をもっと必要としているのかもしれません。親にこの本を読んでみるように勧めてみてはどうですか？　あるいは，摂食障害協会［Eating Disorders Association：英国の摂食障害患者のための支援団体］の主催する家族会に参加するように勧めてみてはどうでしょうか？　［日本国内の家族会については，最寄りの精神保健福祉センター，あるいは保健所などの公的相談機関に問い合わせてください。］
- 親にどのような手助けをして欲しいか，具体的にわかりやすく伝えてみましょう。ネガティブな言い方よりもポジティブな言い方のほうが効果的です。「私のことをわかってくれないし，いつも私を誤解しているわ」と言ってはいけません。「夕食を一緒に食べてくれると助かるわ。1日に1食，誰かと一緒に食べることは，私にとって大きな前進なのよ」
- あなたの親も，普通の人間であるということを忘れないでください。あなたと同じように，時には誤解することもあるのです。あなたが食事の問題について親に聞いて欲しいと思っているときに，親が尋ねてくれるだろうと期待してはいけません。親はあなたの心を読むことはできないのです。
- 状況がとても悪ければ，家族から離れて暮らすことを考えてみるべきかも

しれません。親と暮らしていくことを煩わしく感じているのに、そのことに対して何もしないのはよくないことです。

ブライオニー

ブライオニーは18歳の学生で、ふたり兄妹の妹です。父親は牧師でした。学校での成績も良く、ピアノの才能もあったので、両親にかわいがられていました。彼女が16歳で拒食症になり、危うく死にかけたときに、両親は自責の念に駆られてとても悩みました。しかし、ブライオニーの拒食が過食に転じると、その症状を理解し受け入れることができなくなりました。彼女が夜、台所で食べ物をあさるのは、家族の目には卑しい、不道徳なことのように映るのです。「母と私は、毎日のように言い争ったわ。私たち家族はこれまでずっと穏やかで仲がよく、話し合いで問題を解決するようにしてきたのにね」。ブライオニーは自分の摂食障害のせいで両親との関係が悪くなっていることに気づいたので、小さなアパートで一人暮らしを始めました。「引っ越してから、両親との関係が少しずつよくなってきたの。父はアパートの内装を手伝ってくれたし、どのくらいの食べ物を買ったらよいかわからなかったので、母が週に一度買い物につき合ってくれたわ。私たちの心の傷は少しずつ癒され始めているのよ。毎週日曜日に両親に会いに行くの。日曜の夜、誰もいないアパートに戻ると今でも寂しくなるけど、私たちにとってはこれが一番の解決法だったと思うわ」

親と一緒に生活することでプラスになること、マイナスになることをバランスシートに記入してみましょう。

- プラスとマイナスを比較してみて、家族から離れて暮らすべきだと感じたら、他に選択肢がないかどうか慎重に考えてみましょう。知り合いが誰もいない地域のアパートで一人暮らしをすれば、事態が悪化する可能性があります。一緒に住んでくれそうな友だちを見つけることができますか？

友だちについて

シーラ・マクラウドは著書『飢餓の技法』の中で以下のように書いています。「拒食症患者は、人間関係に対して基本的な不信感を抱いている。彼女にとってのこれまでの人間関係は、ほとんどが象徴的かつ破壊

的なものであったからだ……一方で，ありのままの自分を理解し，受け入れてくれる誰かとよい人間関係を持つことに憧れてもいるのだ」。摂食障害になると人を信頼することがむずかしくなるでしょうし，人に裏切られた経験がある場合はなおさらのことです。あなた自身が人に頼られ，信頼される友だちになることもむずかしいかもしれません。友だちと一緒に食事をするような機会を避けてしまうかもしれません。また，外食したりパーティに出ることはあまりにも恐ろしいので，これを避けてしまうかもしれません。たぶん，世の中から取り残されているような気がして，あなたがどういったことで困っているのか知らない友だちに会っても仕方がないと感じるかもしれません。友だちと会うことを避けているあなたは，友だちの反応を目にしたくないのかもしれませんね。もし友だちが，あなたが摂食障害で悩んでいることを知らなければ，あなたにうんざりしてしまったり，あなたの行動を理解しがたいと感じるのは当たり前のことです。

　友だちにあなたの摂食障害について話してみるのも，事態を改善するためのひとつの方法でしょう。

友だちが少し助けてくれたら

　親に比べて友だちの方がずっと話しやすいものです。話す前に，どのような反応が返ってくるか考えてみましょう。

- 「友だちは知りたくないかもしれないし，もし話したら私のことを嫌いになってしまうだろう」。あなたがもしこのように考えるのであれば，自分に尋ねてみてください。本当にそうなのでしょうか？　あるいは，「嫌われそうだ」と思って，あなた自身が不安なのではありませんか？　その友だちからよい反応が返ってきそうにもないということが確かなら，友だちでいる価値があるのかどうか考え直した方がよいかもしれませんね。
- 「同情はしてくれるかもしれないけど，理解してくれそうにない」のであれば，摂食障害について教えてあげた方がよいでしょう。例えば，この本を読んでもらうなど。
- 「もちろん親友は，摂食障害のことを打ち明けたからといって私のことを悪く思ったりしないと思うわ，でもやっぱり，話しづらいなあ……」。そのように感じるのであれば，どうしてあなたが友だちを信頼して，打ち明

けることがむずかしいのか考えてみるべきです。あなたは何を失うのでしょうか？　摂食障害が改善に向かうためには、あなたの問題を少しでも打ち明けて、人に話を聞いてもらったり、援助してもらうことが大切です。もしあなたが自分の問題をどうしても秘密にしておきたいのであれば、あなた自身が考えているほど、「変化したい」という心の準備ができていないのかもしれません。

　あなたが友だちに摂食障害のことを打ち明けたのはずっと以前のことなのに、あなたの摂食障害が友だちとの関係に何らかの影響を及ぼしていると今でも悩んでいるのであれば、自分自身に以下の質問をしてみましょう。

・友情を育てていこうと努めていますか？　誰かが電話をくれるのをいつも待っていませんか？　友だちとの関係で、こちらから先に一歩踏み出すのはとても不安なことです。「誰かを必要としていると思われたくはないわ」とあなたは思ってはいませんか？　おそらくあなたは、人が同情心からあなたを誘ってくれることを恐れているのでしょう。しかし、忘れないでください。私たちは皆、誰かに頼って生きているのです。他の人を必要としたり、「誰かに一緒にいて欲しい」と思うことはあなたの弱さではなく、実は強さなのです。誰かがあなたに電話をかけてきたとき、どのように感じますか？　あなたに電話してきたのは、その人が弱いからだと考えますか？　そのようなことはけっしてないはずです。

友だちを作ろう

　あなたは友だちをすでに失ってしまっていたり、次第に友だちと疎遠になってしまっているかもしれませんね。もう一度会ってみたい友だちが思い浮かばないようであれば、新しい友だちを作りましょう。新しい出会いのための最初の一歩を踏み出すには、以下のアドバイスが役に立つでしょう。

・目標を高く持ちすぎないことが大切です。たった数週間で友情を深めるのはむずかしいことでしょう。しかし、「いい感じの人だな」と思える誰かに出会ったら、定期的にコンタクトをとってみましょう。ひとりで家にこもってくよくよしているより、ずっとよいはずです。
・あまり選り好みしすぎないように。あなたの親友にはならないかもしれな

いと思ったとしても，とにかくその人と一緒に出かけてみましょう。第一印象が間違っていたことがわかるかもしれません。それに，その人が誰か他の人を紹介してくれるかもしれません。

- うまくいかないこともあるはずです。誰かと親しくなれるまでには，多くの人に「一緒に〜しない？」と頼まなくてはいけないかもしれません。がっかりさせられることもあるでしょうし，「誰も私を好きになってくれない」と思ってしまうかもしれません。しかし，人があなたと一緒に出かけられない理由にはいろいろなものがあるということを忘れないでください。理由のほとんどは，あなたとは関係ないのです。「忙しい」「疲れている」「他の誰かと約束がある」「犬を獣医に連れて行く」「次の日にテストがある」といった理由で，あなたが人の誘いを断わらざるをえなかったときのことを思い出してみてください。ほとんどの人は，何らかの理由であなたと一緒に出かけることができないときでも，誘われるのはうれしいはずですよ。
- 友だちを作るために大学やカルチャーセンターの夜間コースを始めようというのであれば，生徒間のプライベートな交流があまり活発でないコースもあるということを知っておいてください。コースによっては，他の人と知り合いになる機会に恵まれることもあるでしょう。数学のコースよりも陶芸のコースの方が，人とおしゃべりしやすい雰囲気かもしれません。

人と出会うためには，以下のことを試してみてはどうでしょうか？他にもよいアイデアがあれば，リストに加えてください。

- 大学やカルチャーセンターの夜間コース
- スポーツジム
- 環境保護団体
- 市民グループ（アムネスティ，グリーンピースなど）
- 教会
- 近所の人を家に招待する
- 職場の同僚を家に招待する

セックスについて

セックスのことは，多くの人にとって触れてほしくない問題でしょう。

あなたは両親が互いにうまくいかず，不幸な結婚生活を送っているのを目の当たりにしてきたことはありませんか？ あるいは，子どもの頃に性的虐待を受けたり，大人になってから恐ろしい性体験があったのではないですか？ その結果，セックスに対して用心深くなったり，慎重になってしまったのかもしれません。あるいは，自分に価値がないと感じるようになって，繰り返し破滅的な性的関係に陥り，ますます自己評価を低くしてしまっているのかもしれません。あなたがいずれのパターンであっても，ゆっくり時間をかけて考え，自分を変える必要があります。

セックスが怖い？

誰かとセックスをすることを考えるのは，あなたにとってとても恐ろしいことかもしれません。これは，あなたが男性に限らず誰かと親密な関係になることに対する恐怖心の表われかもしれませんね。あるいは，自分の体を好きになれなくて，誰かに触れられることを耐えがたく感じるからかもしれません。あなたが育った家庭では，セックスがタブー視されていたり，または性的虐待を受けたことが原因なのかもしれません。

ケイト

ケイトは25歳の教師です。彼女は15歳のときに摂食障害を患いました。これまで男性とつき合ったことがなくて，そのことをとても寂しく思っていました。「誰かにそばに寄られることを考えただけで，耐えられなかったわ。でも，同時に寂しくて仕方がなかったのよ」。ケイトの男友だちは皆，ホモセクシュアルでした。彼女はそのうちのひとりと，同じ家に住んでいました。彼は一番の親友で，彼女が摂食障害を乗り越えるのを親身になって手助けしてくれました。彼女はまた，余暇のすべてを彼と一緒に過ごしていました。摂食障害が改善したときに彼女は，彼との友情は安全で得るものは大きいけれど，友情には限界があること，また，彼といることで人と出会うチャンスを失っていることに気づいたのです。彼から離れて暮らすことはとても怖かったけれど，現状を変えるにはそうするしかないと，彼女はついに決心しました。

Kiss! Kiss!

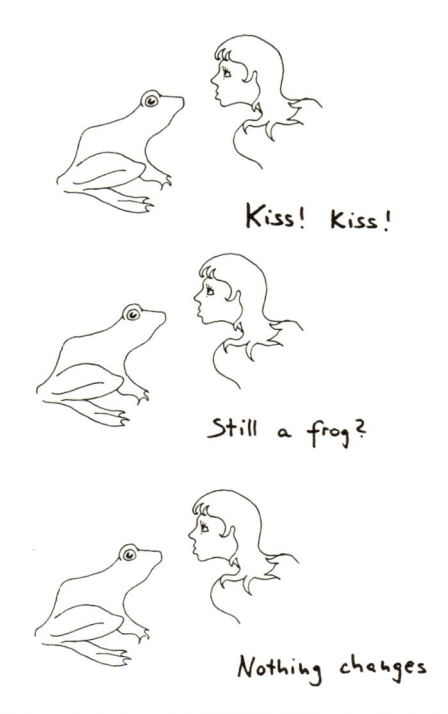

Still a frog?

Nothing changes

あなたも男性とつき合うことに恐怖を感じているのであれば,

- ケイトのように誰かと出会うチャンスを避けていませんか？ 恐怖心を乗り越えたいのなら，あなたのライフスタイルを変える必要があります。
- セックスに対する恐怖が，未知なことへの恐怖心からくるのであれば，何らかの方法でセックスに関する知識を補う必要があるでしょう。この章の最後に参考図書のリストを挙げました。
- あなたにパートナーがいるなら，あなたがセックスについてどのように思っているのかを相手に伝えることはむずかしそうですか？

ふさわしくない男性

あなたはこれまで，あなたにふさわしくないパートナーとばかりつき合ってきたのかもしれませんね。最初はとても魅力的で，ときめいても，結局はいつも同じようにうまくいかなくなってしまうことはありませんか？ カエルが王子様に変身するおとぎ話とは違って，あなたのパート

ナーは，あなたがどんなにキスしても，いつまでもただのカエルなのかもしれません。

あなたが追い求めている人は，あなたが憧れるような特徴を備えているのだけれど，同時に，あなたが備えている美点を欠いていて，そのためにうまくいかなくなってしまうのかもしれませんね。

ヴァネッサ
ヴァネッサは外見にこだわるタイプの若い女性で，ブランドの服や化粧品にお金をすべて注ぎ込んでいました。「男の人は私のことをセクシー・ブロンドとしか見ていないわ」。彼女のボーイフレンドたちは皆，ルックスのよいマッチョ・タイプでした。「ボーイフレンドとナイトクラブに出かけると，皆が私たちのことをうらやましそうに振り向くわ。私はそれが楽しいし，服や化粧品にお金をかけたかいがあったと思うの」。ボーイフレンドたちは彼女に言い寄る他の男性にとても嫉妬しました。彼女ははじめはそれを見て楽しんでいたけれど，次第に煩わしく，気づまりに感じるようになりました。あるボーイフレンドは，嫉妬心から彼女をひどく殴り，別のボーイフレンドはナイトクラブで騒ぎを起こして，彼とヴァネッサはクラブに出入り禁止になりました。「何度も考えてみたのよ，『どうしていつも同じタイプの男性に惹かれてしまうのか？』って。理由はまだわからないわ。ただ，どんなにいい人でも，ルックスがよくないと魅力を感じないのよ」

もしあなたが，いつもふさわしくないタイプの男性とつき合ってしまっているのであれば，以下の質問に答えてみましょう。

・あなたはどうしてそういったタイプの男性に惹かれるのでしょうか？
・そのような男性を選んでしまうということから，自分についてどのようなことがわかりますか？
・自分にはないような性質を備えた人に，あなたは惹かれますか？

あなたのパターンを変えることはむずかしいかもしれません。しかし，変化するための最初のステップは，何か問題があるということに気づいて，これを認めることなのです。このことを忘れないでください。

次々と相手を変える人
次から次へと刹那的な性関係を繰り返すことは，若い人にはめずらし

いことではないのかもしれませんが，このようなパターンは問題となりうるのです。

ディアドラ
ディアドラは26歳の看護師です。ステディな関係のボーイフレンドがいたことはありません。10代の頃から刹那的な性関係を数多く繰り返し，いずれも数週間とは続きませんでした。一夜だけの関係に終わることもたびたびありました。「つき合い始めるのはとても簡単で，最初は彼に夢中になるのだけど，あっという間に冷めてしまって，退屈になって，すぐに別れてしまうの。泥酔したときに一夜だけの関係を持ったことも何度かあったけど，とても後味が悪かったわ」

イヴォンヌ
イヴォンヌは30歳。ジャマイカ出身の父親とは，一度も会ったことがありません。母親はスコットランド出身で，アルコール依存症でした。イヴォンヌは養護施設で育って，そこでいじめに遭いました。12歳のとき，年上の少年たちに強姦されましたが，怖くてそのことは誰にも言えませんでした。17歳で売春を始めました。今は仕事がなくて，ふたりの子どもと一緒に暮らしています。これまで避妊をしたことがなく，12回妊娠して，5回流産，5回中絶をしました。

あなたがもしパートナーをカサノヴァよりもすばやく変えてしまうのであれば，どうしてそのようなことをしてしまうのか自分に尋ねてみましょう。

- スリルが味わえるからでしょうか？ ちょっといけないことで，危険なことのように感じるからでしょうか？ もしそうであれば，他に刺激を感じるようなことが日常生活の中で何かありませんか？
- 自己評価が非常に低いために，つき合う相手を次々と変えてしまうこともあります。「この程度が私にはお似合いだ」と思って，あるいは，低い自己評価を補うために，目の前の男性と関係を持ってしまうことはありませんか？ しかし，長い目で見ると，自己評価をますます低くしてしまうことにつながるでしょう。
- セックスするときは，たいてい酔っていますか？ なぜそうなってしまうのでしょうか？
- 人に気に入られるためにセックスを利用してはいませんか？ 人に受け入

れられたり，愛されるためには，それが唯一の手段なのでしょうか？

不特定多数の相手とセックスする理由が何であれ，

・避妊や性感染症の予防を心がけましょう。

子どもについて

　拒食症では飢餓が原因で，たいていの場合，無月経になります。そこで，摂食障害の女性の多くは「赤ちゃんを産むことができるのだろうか」「妊娠するとどうなるのだろうか」「お腹の赤ちゃんに影響がないのだろうか」と不安になります。このような一般的な質問に，ここでは答えてみましょう。

妊娠できるの？
　体重が回復した後の拒食症の女性の生殖能力については，ほとんどわかっていません。しかし，摂食障害がまだ回復しておらず，月経が非常に不規則だったり無月経であっても，妊娠することがあります。

お腹の赤ちゃんに影響するの？
・妊娠するまでに摂食障害が回復していて，健康的な体重にあり，普通に食べられるようであれば，何も心配することはありません。
・妊娠中に拒食を繰り返すと，赤ちゃんが未熟児，あるいは低体重で出生する危険があります。このことが原因で，赤ちゃんは病気にかかりやすくなります。嘔吐や下剤の乱用が胎児にどのような影響を及ぼすのかは，まだ明らかではありません。

妊娠すると，摂食障害にどのように影響するの？
　摂食障害をかかえる女性の多くは妊娠すると，赤ちゃんを傷つけたくないという気持ちがとても強いために，症状を何とかコントロールできるようになります。しかし，多くは出産後にもともとの食習慣に戻ってしまいます。したがって，もしあなたが妊娠を考えているのであれば，

まず摂食障害に取り組むことが一番良い方法なのです。

ロージー

ロージーは過食するたびに，下剤を100錠ほど服用していました。その影響はひどいもので，激しい腹痛と下痢に悩まされていました。彼女はある男性とつき合い始めてすぐに妊娠したのですが，子どもを産むことに決めました。「妊娠がわかったとき，下剤をやめなければいけないと思ったわ。でも妊娠中に一度過食して，何も考えずに，とっさに下剤を飲んでしまったの。その後，お腹の赤ちゃんを傷つけたのではないかととても心配になって，出産するまで下剤にはまったく手をつけなかったわ。私には今，6カ月のかわいい男の子がいて，私の人生は180度変わったわ。まだ母乳も少し飲ませているから，下剤はまったく使っていないの。でも，子どもが離乳したら，またすぐにもとの習慣に戻ってしまうのではないかと思うわ」

妊娠中の体重増加をうまく切り抜けられるの？

妊娠中の体重増加は，摂食障害をかかえているかどうかに関わらず，考えてみるだけでもやっかいな問題です。多くの女性は，妊娠前の体型に戻ることができるのかどうか心配になります。私たちの経験によると，摂食障害をかかえる母親は，そうではない母親と同じように，妊娠中の体重や体型の変化に対してさまざまな反応を示します。うまく不安を乗り越えられる人もいれば，そうでない人もいるのです。

私は悪い母親ではないかしら

摂食障害をかかえる女性の多くは，とてもよい母親です。しかし，病気をかかえながら子どもを育てることは，非常に大きなストレスとなることもあります。過食症の母親にとって，子どもに食事を与えるのはとてもむずかしいことかもしれません。なぜなら，「完全にコントロールすること」と「まったくコントロールしないこと」の両極端に陥りがちだからです。

ウェンディ

ウェンディはシングルマザーで，7歳の娘がいました。彼女は出産前に，

過食症になってしまいました。「子どもと一緒に食事ができなくて，そのことがとても悲しいの。子どもには私しかいないし，一緒に食事してあげるべきだと思うわ。でも，私にはとてもむずかしいことなの。子どもに3時のおやつを出してあげると，私は他の用事で忙しいのよ。子どもが食べ終わったら，急いで後片づけするの。子どもは，以前は私の行動を無邪気に受け入れてくれていたけど，今は大きくなって，なぜ私が一緒に座って食べないのか，もちろん知りたがるわ。ある日，子どもがこんなことを言ったの。『友だちの家でお茶に呼ばれたときに，家族が皆一緒に座っておやつを食べるのがとても楽しかった』って」

「もうひとつの問題は，私たちは経済的に苦しくて，お金がないから，『これは駄目』『あれは駄目』と子どもに言わなければならないことなの。私が過食のためにあまりにもたくさんのお金を使ってしまうから，子どもにいろいろ買ってあげられないのよ。それで，ものすごく辛くなるの」

子どもに必要なしつけを，バランスよく行なうことがむずかしい人もいます。

エリー

エリーは9歳の男の子と5歳の女の子の母親です。夫は長距離トラックの運転手で，仕事で家にいないことが多かったので，子育てをほとんど手伝ってくれませんでした。「ふたりともとても世話のやける子で，特に9歳のオリヴァーの方はとても手がかかるの。過食期に入ると，必要な最低限のこと以外，子どもたちに手をかける時間も気力もなくなってしまうの。私が台所で過食している間，子どもたちは何時間もテレビを見ているわ。過食期の間は，子どもたちに甘くなってしまって，ふたりともふだんにも増して手がつけられなくなるのよ。過食をしない時期には，子どもたちに埋め合わせをしてあげようとするわ。一緒に本を読んであげたり，公園に連れて行ったり，お友だちを家に呼んで，一緒に遊ばせたりね。いたずらをしたときには，きちんと叱るようにしているわ。でも時々，私の一貫性のない子育てが，子どもを駄目にしてしまうのではないかと怖くなるのよ。実際，オリヴァーは学校の先生から『とても手に負えない』と言われているので，カウンセリングを受けさせようかと思っているの」

もしもあなたが母親で，あなたの摂食障害がどのような影響を子どもに及ぼしてしまうのか心配しているなら，次の質問に答えてみてください。

- 心配するのは当然のことでしょうか？ あなたの心配の根拠は何でしょうか？ 「良い母親」であろうとしているのですか？ それとも，「完璧な母親」であろうとしているのですか？ 子育てという点で，第10章で触れたような思考のわなにはまってはいませんか？

　質問をじっくりと考えてみた上で，基本的にあなたは母親業をうまくやっていて，あなたの子どもも元気で健康だと周りの人から思われているようであれば，これから先を読む必要はありません。
　もしまだ心配が残るようであれば，どんなことが心配ですか？ 子どもの食生活？ 行動？ 情緒的な発達ですか？

- 第2章に述べられている「7つのステップの問題解決法」を用いて，問題を挙げ，その解決法を考えてみましょう。

　子どもの食生活が心配であれば，以下のことに気をつけましょう。

- 子どもの食事を制限しないこと。子どもはどの程度の食事量が必要か，驚くほどよくわかっているものです。
- 摂食障害になることを予防するために，子どもにお菓子を食べることを禁止してはいけません。あなたが禁じれば禁じるほど，子どもはいっそうお菓子に興味を示してしまいます。
- 子どもに毎日果物や野菜を食べるように勧めてみましょう。しかし，もし子どもがあなたの健康食品への嗜好を受け入れなくても，パニックに陥ってはいけません。

　もしあなたがひとりで，あるいは夫婦で，子どもに関して何か困っている問題があるのなら，恥ずかしがらずに，誰かに相談してみましょう。そうすることで，あなた自身もあなたの子どもも楽になれるでしょう。あなたの友だちの中で，子どもがいる人は誰かいますか？ あなたの心配事について相談できそうですか？ あなたのかかりつけの医師や保健師に相談してみるのもよいでしょう。

参考図書

Amodeo, J., & Wentworth, K. (1986). *A guide to successful relationships*. London:

Arkana.
Beck, A.T. (1988). *Love is never enough. How couples can overcome conflicts and solve relationship problems through cognitive therapy.* London: Penguin Books.
Byrne, K. (1987). *The parent's guide to anorexia and bulimia.* New York: Schocken Books.
Comfort, A. (1982). *The joy of love.* London: Quartet Books.
Dickson, A. (1985). *The mirror within.* London: Quartet Books.
Friday, N. (1986). *My secret garden.* London: Quartet Books.
Norwood, R. (1986). *Women who love too much! When you keep wishing and hoping he'll change.* London: Arrow Books. (ロビン・ノーウッド著；落合恵子訳 (2000) 愛しすぎる女たち. 中央公論新社.)
Skynner, R., & Cleese, J. (1983). *Families and how to survive them.* London: Methuen.

第 14 章

生きるために働くか，働くために生きるのか

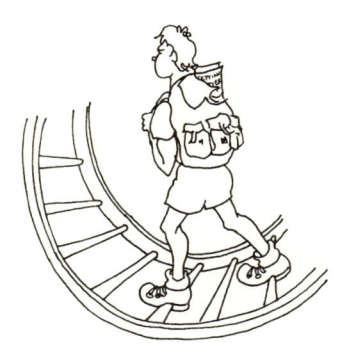

仕事をすることは，有給であっても，家事，学業，ボランティアであっても，私たちの生活の大切な一部分です。あなたが正しい職業選択をしていれば，仕事はあなたの自己評価の大事な支えとなってくれるでしょう。仕事は喜びや生きがい，刺激を与えてくれます。実際には，常に自分の仕事に満足している人は数少ないでしょうが，仕事が自立心，目的意識，日々の課題を与えてくれることは事実です。

摂食障害をかかえる人の多くは，仕事の上でさまざまな問題にぶつかります。そのような問題の原因は多種多様です。嫌な上司，長時間労働，交替制勤務，低い賃金，セクハラなどの職場環境が原因となることもあるでしょう。また，過食症をかかえる人たちは自己評価が低く，変化することを恐れているので，自分に合っていない仕事に就いてしまったり，そのような仕事を続けてしまうことがあります。仕事面での問題は，仕事とその仕事をする人の間の不一致から生じる可能性があるのです。

仕事に関する一般的な問題

失　業

失業の理由は数多くありますが，中には摂食障害が原因で失業する人もいます。

ヘイゼル

　ヘイゼルは 19 歳。看護師になるのが子どもの頃からの夢でした。大病院の附属看護学校に合格したとき，彼女は大喜びしました。しかし，「想像していたのとはまったく違っていた」ので，数週間で学校を辞めてしまいました。両親は彼女の決断に対して批判的で，そんなに早く学校を辞めるべきではなかったと思いました。彼女はお金を稼ぐために，レストランで働き始めました。「その仕事も辞めなければならなかったわ。いつも食べ物に囲まれているのが，耐えられなかったのよ。レストランのオーナーは，誰かが盗み食いしていることに気づき始めていたわ」。次に彼女は，ブティックの店員として働きました。「お店のみんなはとてもスリムで，スタイル重視なのよ。私にはとてもついていけない気がしたわ。特に，過食した翌日はね。自分が太っていて，みっともないと感じながらお店に入るのは耐えがたいことだったわ。それで結局，仕事を辞めたのよ」。自宅で 2 カ月過ごす間に摂食障害は悪化し，母親からは非難され続けました。職業安定所には定期的に通いましたが，採用の面接には行きませんでした。「私はすっかり自信をなくしてしまったわ」

　もしあなたが失業中で，仕事をまた始めるのが怖いと思っているなら，以下のことを考えてみましょう。

- 仕事をしていないと，生活が不規則になったり，退屈を感じるため，摂食障害が悪化しがちです。
- あなたの摂食障害が重症だと，「フルタイムの仕事には耐えられない」とあなたは思うでしょう。当たっているかもしれません。とにかく何かの仕事をして，自信を回復するためには，パートタイムやボランティアの仕事を考えてみてはどうでしょうか？
- あなたは自分に「私にふさわしい仕事が見つかるのを待っているだけよ」と言い聞かせているのかもしれませんね。自分に合った仕事を見つけたいと思うのであれば，そのような仕事が本当に見つかりそうなものかどうか，正直に自分に尋ねてみましょう。あなたは行動を起こすことを避けているだけなのかもしれませんよ。
- 採用面接を受けるのが怖いのであれば，誰かあなたを手助けしてくれそうな人はいませんか？　面接の状況をロールプレイしてみるのが役立つかもしれません。一緒にやってくれそうな信頼できる人がいないなら，採用面接で質問されそうなことをリストアップしてみましょう。特に，失業していた期間のことをどのように説明すればよいか考えてみてください。それぞれの質問に対する答えを作って，声に出して予行演習してみましょう。

すらすらと自信を持って答えられるようになるまで，何度も練習しましょう。準備を入念にするほど，うまくいく可能性が高くなります。

仕事が合っていないのかも

自分に合っていないことを無理に続けてやろうとすれば，不幸な結果になってしまいます。摂食障害をかかえる人の多くは自分に厳しく，仕事の面でも自分に対して高すぎる期待を抱いています。このように高すぎる期待は，親があなたに多くを期待した結果なのかもしれません。あなたは親を喜ばせるために，親の期待に応えようとしませんでしたか？あるいは，成績の良かったきょうだいに負けたくなかったのかもしれませんね。

ヴァージニア

ヴァージニアは非常に高学歴の家庭で育ちました。父親は大学教授でした。父親とふたりの兄はケンブリッジ大学を卒業し，彼女も同じコースを歩むように期待されていました。「大学に進学しないことは，私の家庭では考えられないことだったわ」。ヴァージニアは学校の授業にそれほど興味が湧かず，自分が何をしたいのかまったくわかりませんでした。「大学に進学してもっと勉強することを考えただけで，ぞっとしたわ。高校を出たらすぐに就職して，お金を稼ぎたかったの。私は兄たちのような秀才ではなかったのよ。家族の皆には，最高の学歴をつけておかないと後悔すると言われたわ」。両親からプレッシャーを受けてたいへんな努力を払った結果，ヴァージニアはついに大学に合格し，法律学を専攻することになりました。「両親は信じられないくらいに，私のことをとても誇りに思ってくれたわ。家族が皆，『正しい選択をした』と言ってくれたので，私は表面的にはうれしかったわ。でも内心，私はパニックに襲われていたの。私は法律家には向いていなかったのよ。法律なんてつまらないと思っていたわ」。ヴァージニアの摂食障害は，高校でAレベル試験［英国の高校生が最終学年で受ける学力試験］の受験勉強に追われていた頃に始まりましたが，大学入学後，さらに悪化しました。結局，彼女は大学を辞めてしまいました。その後，彼女は有名デパートのバイヤー見習いとして働き始めました。彼女はこの仕事が楽しく，やりがいを感じることができました。「私にプレッシャーをかけた両親に対しては，今でも腹が立っているの。私のためを思ってくれていたのだろうけど，両親は間違っていたのよ」

これとは反対に，尻込みして目標を低くしすぎることは，怒りや欲求不満，退屈感の原因となります。

キンバリー

キンバリーは長年，銀行のディスプレイ・システムのオペレーターとして働いていました。仕事熱心で，信頼され，上司からは毎年のように仕事ぶりを高く評価されてきました。彼女の後輩たちは次々に昇進試験を受けて昇進していったのですが，彼女は面接で失敗するのではないかと恐れるあまり，試験を受ける決心がつきませんでした。キンバリーはまた，過食症のせいで，これ以上，仕事の責任が重くなることに耐えられないかもしれないと感じていました。同時に，彼女の半分の経験もない後輩たちが自分より先に昇進することに対して，腹立たしく思ってもいました。「冷静に状況を考えてみたときに，私の方が彼らよりもずっと有能だということがわかったの。自分で何も状況を変えようとしないことで，ますますその状況に対して腹が立ってしまっていたのよ」

- キンバリーが昇進するためにはどのようなプランを立てたらよいか，彼女に代わって考えてみましょう。第2章を参考にしてください。

ジュリエット

ジュリエットは大学で英文学を専攻した，聡明な若い女性でした。彼女は父親にかわいがられて育ち，父親は常々，よい仕事に就くことの大切さを娘に言い聞かせていました。父親のように法律学を専攻せず，代わりに英文学を専攻したときには，彼女は父親をがっかりさせてしまったと思いました。大学を卒業後，出版社に就職しました。その後数回，転職しましたが，いずれも摂食障害のために長続きしませんでした。それから彼女は，パートタイムの秘書として時々働きましたが，仕事は退屈で，とても不満に感じていました。彼女は漠然とメディア関係の仕事に就きたいと思っていましたが，怖くて実行に移す気持ちになれなかったのです。「もしもやってみて失敗したら，今までよりもっとみじめになるかもしれないと思ったの。新しい仕事に挑戦したら，家族は皆，『どうせまた失敗するにちがいない』と思うだろうし，私はそれに耐えられないと思ったわ。新聞の求人広告を見て，応募してみようかと考えるたびに，パニックに襲われたの。自分の優柔不断さから抜け出せなかったのよ」。ジュリエットは摂食障害の治療に訪れました。治療が進むにつれて彼女は，このままだとパートタイムの仕事で時間を無駄にしてしまいそうであること，また，彼女の経歴から考えて，夢に描いたようなメディア関係の仕事が転がり込んでくることはありえないということに，次

第に気がつきました。そして彼女は，テレビ局のフルタイムの秘書の仕事に応募することにしました。関心のある仕事の分野についてもっとよく知ることができるし，本当にこの分野に進みたいかどうかを決める手がかりにもなると思ったからです。

- あなたがジュリエットだったらどうしますか？「7つのステップの問題解決法」（第2章を参照）を用いて，決断するための7つのステップを紙に書いてみましょう。

仕事中毒（ワーカホリック）

起きている時間のすべてを，仕事に費やしている人たちもいます。しかし，実際にそのうち仕事を楽しんでいる人はごくまれです。あなたがもし，そのようなごくまれな人であれば，これから先を読む必要はありません。ワーカホリックな人々のほとんどは，失敗したくないという気持ち，あるいは完全主義から，オーバーワークしてしまいます（「もし私が全力を尽くさなければ，何もしないのも同然だろうし，周りの人は私のことを役立たずだと思うだろう」）。第10章を読み返して，なぜあなたが成功と完全主義を追求してしまうのか探ってみましょう。オーバーワークは結果として，摂食障害を悪化させてしまいます。

シルヴィア

シルヴィアは会計士見習いでした。彼女の会社の社員は，1日10時間から12時間働くことが当たり前でした。締め切りに間に合わせるため，シルヴィアは週末も仕事に行かなくてはならないことがたびたびありました。彼女はまた，会計士の資格試験のために勉強しなければなりませんでした。職場では休憩時間をまったく取りませんでした。仕事を終えて夜，家にたどりつくと，くつろぐためにウィスキーを何杯か飲まなくてはならず，その後，過食してしまいました。こんな生活をこれ以上続けるのは無理だということはわかっていましたが，スケジュールがびっしりつまっていて，治療に通うことはむずかしいと思っていたのです。シルヴィアが，仕事へのプレッシャーを作り出しているのは自分自身でもあるということに気づくまでには，しばらく時間がかかりました。彼女は人一倍働いていることがわかったのです。また，休憩を取らなかったので，とても疲れていて，そのため仕事の効率も悪かったのです。彼女はセラピストから1日に3回休憩して，休憩時間に何

か食べるように勧められました。「そうすることはとてもむずかしかったの。そうしなければ摂食障害がよくならないと，繰り返し自分に言い聞かせたわ。それでも，休憩を取らずに仕事を続けようかと何度も思ったのよ」。シルヴィアがきちんと休憩を取るようになってからは，以前よりもっと効率的に仕事ができるようになって，仕事が楽しくなってきました。夜に過食することも次第に減ってきました。

　極端な義務感や責任感からオーバーワークになってしまうこともあります。

　エレーニ
　エレーニは，ギリシャのキプロス島出身の家族の長女でした。彼女の両親は長年，懸命に働いて，小さなレストランを始めていました。「両親は『いつか子どもたちによい生活をさせてあげたい。だから一生懸命に働いているんだ』といつも言っていたわ」。エレーニは看護師として働き，家族と一緒に住んでいました。両親に感謝の気持ちを表わすために，彼女は両親を助けなくてはならないと思い，余暇や週末は両親のレストランでウェイトレスとして働きました。たまに夜ひとりで家にいると，とても疲れて外出する気になれず，代わりに過食してしまいました。妹たちは，あまり両親の手伝いをしませんでした。すぐ下の妹は大学生で，「忙しすぎて手伝うことができない」と言っていましたし，末の妹は家を出て，イギリス人のボーイフレンドと暮らしていました。「妹たちはわがままだわ。両親はいつも私に妹たちの不満を言うくせに，結局は妹たちには甘くて，やっかいなことはすべて私にまわってくるの」。エレーニは自分のやりたいようにしてはいけないと思っていました。そうすると，両親を裏切ることになりそうだったからです。

　あなたがもし日常的にオーバーワークになっているなら，「すべきこと」と「したいこと」のバランスがよくないのかもしれませんね。第8章に戻って，「女性の仕事はエンドレス」の部分を読み返してみましょう。

自分に合った仕事をしていますか？

　あなたが自分の仕事に満足していないようであれば，以下のリストに目を通し，第1章で「過食症バランスシート」を作ったのと同じ要領で，あなたの仕事のプラス面，マイナス面を紙に書いてみましょう。5年後

にどのようになっていたいのかを自分自身に尋ねてみるのもよいでしょう。

スーザンの例を一緒に考えてみましょう。

スーザン
　Aレベル試験を終えて高校を卒業した後，スーザンは銀行に就職し，その銀行のキャリア訓練コースに入りました。この頃，摂食障害が始まり，彼女は次第に仕事を辞めたいと思うようになりました。そこでスーザンは，以下のようなバランスシートを作り，銀行で働き続けることでプラスになること，マイナスになることをよく考えてみました。

1．私の生活にとってプラスになること，マイナスになること
　a．プラス：お給料はいいし，住宅ローンも安く借りられる。
　b．マイナス：仕事は簡単だけど，単調だし，やりがいがない。
　c．マイナス：仕事で自由にイニシアティブをとれない。学校の方がまだましだった。
　d．プラス：仕事を続けていれば，昇進のチャンスがある。
　e．マイナス：IT化と世界経済の変化で，人員が削減されているのかもしれない。研修期間中に解雇された訓練生がひとりいた。
　f．マイナス：往復3時間かけて，満員電車で通勤しなければいけない。演劇サークルには行けなくなってしまったし，ボランティア・グループのミーティングに参加する時間もない。
2．周りの人の生活にとってプラスになること，マイナスになること
　a．プラス：両親は，私が家賃を援助すると喜んでくれる。
　b．プラス：父親は，私が都会で働いていることを友だちに自慢するのが好きだ。
　c．マイナス：ガーデニングを手伝ったり，ペットの世話をする時間がなくなってしまった。
3．私の気持ちにとってプラスになること，マイナスになること
　a．マイナス：危険な独裁者が治めているような貧しい国へ融資することで，銀行が利益を得ていると考えると，嫌になってしまう。
　b．マイナス：私の仕事はすべて利益優先主義なのだということが腹立たしい。
　c．マイナス：接客にあたっては，自分の持っている能力をまったく使わない。
　d．マイナス：想像力やセンスを生かすチャンスがない。

e. プラス：もし子どもが生まれたら，育児休暇をとった後，銀行に復職して，パートタイムの仕事に就けるかもしれない。
4．周りの人の気持ちにとってプラスになること，マイナスになること
　　a. プラス：両親は私が都会で働いていることを誇りに感じている。
　　b. マイナス：演劇サークルの友だちは，私の退屈な仕事を軽蔑している。
　　c. マイナス：人々の怒りの対象になることがあまりにも多いことに嫌気を感じる。キャッシュ・ディスペンサーが壊れたとか，通帳の内容が間違っているとか，窓口の待ち時間が長いといった顧客の苦情にいつも対応しなければならない。

　あなたの仕事に関して，プラス面よりもむしろ，ストレスや障害などのマイナス面の方が多いようであれば，仕事を変えてみる時期かもしれませんね。問題解決のためにじっくりと腰をすえて，ブレインストーミングしてみましょう。

　仕事に関してよりよい決断をしたいのであれば，第2章の「7つのステップの問題解決法」を用いてみてください。

ステップ1：あなたの現在の仕事の問題点を，はっきりと具体的に書いてみましょう。

ステップ2：あなたが心のどこかでやってみたいと思っているような仕事を，すべて書き出してみましょう。検閲を加えずに（「父親が反対するだろう」「失敗しそう」といった心の声は無視しましょう），思い切りブレインストーミングしましょう。突飛でばかばかしく，雲をつかむようなアイデアであってもかまいません。質よりも数が大切です。後でこれらのアイデアを組み合わせたり，ひとつひとつを検討すればよいのです。

ステップ3：あなたが考え出したアイデアすべてのプラス面，マイナス面を書き出してみましょう。特殊な仕事を思いついた場合は，準備として何が必要になってくるのかを詳しく調べなくてはなりませんね。

ステップ4：これらのアイデアを優先順に並べてみましょう。

　自分が何を望んでいるのか，何が現実的であるのか，明らかになりま

したか？
参考図書
Back, K., & Back. K. (1982). *Assertiveness at work*. New York: McGraw Hill.
Edelmann, R.J. *Interpersonal conflicts at work*. Leicester: BPS Books.
Fontana, D. (1993). *Managing time*. Leicester: BPS Books.
Fontana, D. (1990). *Social skills at work*. Leicester: BPS Books.

第 15 章

回復への旅は終わったの？
それともまだ続くの？

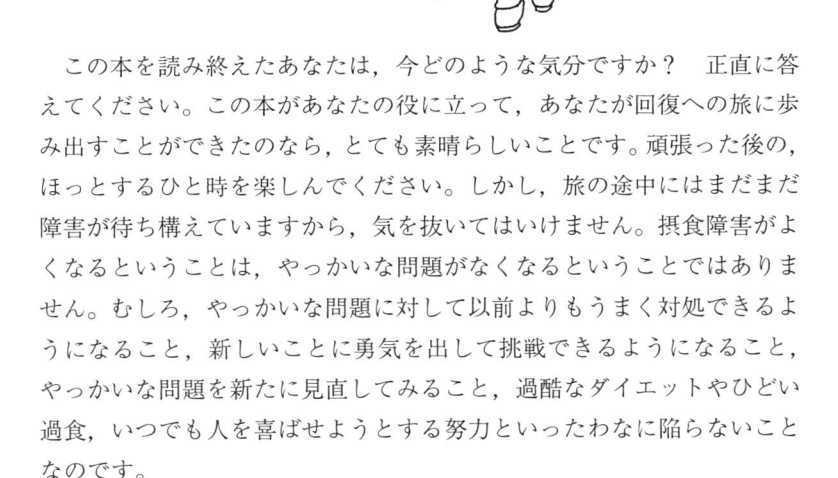

　この本を読み終えたあなたは，今どのような気分ですか？　正直に答えてください。この本があなたの役に立って，あなたが回復への旅に歩み出すことができたのなら，とても素晴らしいことです。頑張った後の，ほっとするひと時を楽しんでください。しかし，旅の途中にはまだまだ障害が待ち構えていますから，気を抜いてはいけません。摂食障害がよくなるということは，やっかいな問題がなくなるということではありません。むしろ，やっかいな問題に対して以前よりもうまく対処できるようになること，新しいことに勇気を出して挑戦できるようになること，やっかいな問題を新たに見直してみること，過酷なダイエットやひどい過食，いつでも人を喜ばせようとする努力といったわなに陥らないことなのです。

まだ歩み出せないのであれば？

　もしあなたが，何も変化していないしこのままずっと何も変わらないだろう，と感じるのであれば，本当にあなたはこの本を正しく用いたのでしょうか？　「過食する」ことと同じやり方で，急いで読んで，役に立たないと決めつけてはいませんか？　おそらく少しペースを落として，もう一度，各章を読み直してみる必要がありそうですね。そうする

のは退屈で，いらだたしく，うんざりするようなことで，とてもたいへんかもしれません。しかし，成功した人生を送っている人は失敗してもけっしてあきらめないということを，あなたは知っていますか？　さあ，もう一度やってみましょう。

それでも夢を見続けますか？

「私はこの本に出てくる人たちとは違うわ。私の問題はまったく別で，私にはそれを変えることができないのよ。特別な人だけにしか解決できないのよ」とあなたは言うかもしれませんね。あなたの言うとおり，あなたには専門家の助けが必要なのかもしれません。しかし，もしかしたら——あなたにしかわからないことですが——これは，回復への旅の辛い道のりから逃れるための言い訳に過ぎないのかもしれませんね。

最後に一言だけ

あなたが何も変えることができないのは，あなたの人生にストレスや困難な問題が多すぎて，一度に解決することがむずかしいからかもしれませんね。

「7つのステップの問題解決法」の章（第2章）に戻って，もう一度考えてみましょう。自分がしたいこともできないぐらい，あなたの時間とエネルギーを奪い取っている問題とはいったい何なのでしょうか？　人間関係の問題でしょうか？　それとも，仕事の問題？　勉強のこと？　子どものこと？　次のように考えてみてください。建築業者は家を建て始める前にまず，基礎工事をしたり，建築資材を調達しなければなりません。このような準備なしでは，家は建てられないのです。

パッツィー

パッツィーは50歳の教師でした。既婚で，ふたりの10代の子どもがいました。彼女はまた，寝たきりの父親を家で介護していました。父親の様子を見るため，夜中に何度も起きなければならず，彼女は疲労困憊していたのです。「夫と子どもたちはとても協力的なの」と彼女は話しました。パッツ

ィーが同じように献身的に介護した母親は，3年前に亡くなっていました。

　パッツィーは毎日何回も過食していましたが，なぜそうしてしまうのか自分でもわかりませんでした。この本を読んでもらうと，「本に書かれている問題は，私の問題とは違う」と彼女は思いました。「本に出てくる女の子たちは私よりずっと若くて，私とは共通点がほとんどないわ」と彼女は語り，自分で吐いている人たちと一緒にされることに対して怒りをあらわにしました。彼女には嘔吐の症状はなかったのです。

　彼女の話をよく聞いてみると，確かに夫と子どもたちは彼女の負担が大きいことに対して同情を示してはくれますが，実際にはほとんど手助けをしてくれないことが明らかになったのです。夫も，13歳と15歳になる子どもたちも，家事をまったくしませんでした。パッツィーは夫と子どもたちの靴を磨き，学校や職場に持っていくサンドイッチを作ってあげていたのです。彼女は非常に聡明で，読書家の女性でしたが，過食が緊張やストレスから解放されるための唯一の方法となっていることに気づいていなかったのです。自分のための時間はまったくなく，「すべきこと」に常に追い立てられていました。彼女はこの本を読んだり，摂食障害の治療に訪れることを，日々の雑事の延長のように，あるいはプレッシャーとしてとらえていました。そのようなことは助けになるというよりも，自尊心を傷つけるように思えたのです。

　もしもあなたが少しパッツィーに似ていたら，生活を変えて，あなたの摂食障害と向き合うためには，どのような基礎工事をしなければならないか考えてみましょう。

回復への道のり——未知の世界への旅

　あなたがとても長い間，摂食障害をかかえていて，それが深く慣れ親しんだパターンとなってしまっているのであれば，その習慣を変えようとすることは，まるで未知の世界への旅のように，とても不安なことでしょう。あるいは，あなたが少しでも変わると，なだれのように変化の波が急激に押し寄せ，抑えられなくなるのではないかと恐れているので

はありませんか？　本当になすすべが何もないのでしょうか？　自助グループに参加してみるのもよいかもしれません。あなたの住む地域に，そのようなグループがあるかどうか探してみましょう。あるいは，あなたのかかりつけの医師に相談してみてもよいかもしれません。その時は，この本を持って行きましょう。できる限り自力で頑張ってみたけれど，回復への旅を歩み始めるためには誰かの手助けが必要であると，医師に伝えてください。

ウルリケ・シュミット
ジャネット・トレジャー

付録　食事日誌

時間	食べた内容	過食	嘔吐	下剤	引き金・結果

訳者あとがき

　私たち訳者3名はちょうど同じ時期に，ロンドン大学精神医学研究所摂食障害ユニットに留学し，モーズレイ病院とベスレム王立病院において，本書の著者であるウルリケ・シュミット先生とジャネット・トレジャー先生のもとで摂食障害の臨床について勉強する機会を得ました。
　モーズレイ病院摂食障害外来では，トレジャー先生が執筆された"Anorexia nervosa: A survival guide for families, friends, and sufferers"と，シュミット先生とトレジャー先生の共著である本書"Getting better bit(e) by bit(e): A survival kit for sufferers of bulimia nervosa and binge eating disorders"の2冊の本が摂食障害の患者さんとその家族，援助者のためのテキストとして長く使用されてきました。前者は2000年に金剛出版から『拒食症サバイバルガイド――家族，援助者，そしてあなた自身のために』の邦題で出版されています。後者は，現在もモーズレイ病院で，初回のアセスメント面接後に過食症と診断された患者さんに対して自習用のテキストとして手渡されています。モーズレイ病院では摂食障害の患者さんに対して，動機づけ面接の技術をベースにして，主として認知行動療法による治療が広く行われています。本書は動機づけを高めるための課題を多く取り入れながら，認知行動療法の理論に基づいたアプローチ法を用いて，わかりやすい言葉で書かれています。そのため，本書を読まれる患者さん，家族，援助者の皆さんにとって，過食症治療のエッセンスを理解するのにとても役立つでしょう。
　最後に，本書の翻訳に際して，訳出の申し出を快く受けてくださり，翻訳作業中もさまざまなアドバイスをしてくださったシュミット先生とトレジャー先生，さらに，出版においてご尽力をいただいた金剛出版の立石正信氏と大田和江里子氏に心より感謝を申し上げます。また，リチャード・ステュアート，バーニー・ドリスコル，松永星子の各氏および日本の友人，家族の助言と励ましがなければ，本書の翻訳は完成しなか

ったでしょう。サポートしてくれた彼らに心から感謝します。

2006年7月盛夏　ロンドンにて
訳　　者

著者略歴

ウルリケ・シュミット Ulrike Schmidt

デュッセルドルフ大学医学部卒業，ロンドン大学にて医学博士取得。
現職：サウスロンドン・モーズレイ NHS トラスト・コンサルタント精神科医，モーズレイ病院摂食障害ユニット診療部長，ロンドン大学精神医学研究所教授。
現在，モーズレイ病院摂食障害外来の治療プログラムの責任者。摂食障害のあらゆる分野での研究，特にセルフヘルプの治療プログラム，若年患者や援助者のためのコンピュータを導入した治療プログラム，また自傷行為や糖尿病に対する心理療法に関する研究にも従事している。
主著書：The clinician's guide to getting better bit(e) by bit(e). (Psychology Press, Hove, UK, 1997)
Handbook of eating disorders: Theory, treatment and research. (John Wiley, Chichester, UK, 2003)
Life after self-harm. (Taylor & Francis, Hove, UK, 2004)

ジャネット・トレジャー Janet Treasure

ロンドン大学セント・トーマス病院医学校卒業，ロンドン大学にて医学博士取得。
現職：サウスロンドン・モーズレイ NHS トラスト・コンサルタント精神科医，サウスロンドン・モーズレイ NHS トラスト摂食障害ユニット最高責任者，ロンドン大学精神医学教授。
20年以上にわたり，摂食障害の分野における診療，研究に従事し，現在は摂食障害の幅広い部門での研究，特に生物学的研究，神経性無食欲症の病因に関する国際的な家族研究，援助者に対する治療プログラム開発などに従事している。
主著書：Anorexia nervosa: A survival guide for families, friends and sufferers. (Psychology Press, Hove, UK, 1997)（傳田健三，北川信樹訳（2000）拒食症サバイバルガイド――家族，援助者，そしてあなた自身のために．金剛出版．）
Animal models of eating behaviour and body composition. (Kluwer Academic Publishers, The Netherlands, 2001)
Handbook of eating disorders: Theory, treatment and research. (John Wiley, Chichester, UK, 2003)
The essential handbook of eating disorders. (John Wiley, Chichester, UK, 2005)

訳者略歴

友竹正人（ともたけ　まさひと）
精神科医，医学博士。
徳島大学医学部卒，同大学大学院医学研究科博士課程終了。2005 〜 2006 年までロンドン大学精神医学研究所・モーズレイ病院の摂食障害ユニットに留学。現在，徳島大学大学院ヘルスバイオサイエンス研究部精神医学分野に勤務。

中里道子（なかざと　みちこ）
精神科医，医学博士。
千葉大学医学部卒。千葉大学医学部附属病院精神科勤務を経て，2005 〜 2007 年ロンドン大学精神医学研究所・モーズレイ病院の摂食障害ユニットに留学。2007 年より，千葉大学医学部附属病院精神神経科。2017 年より，国際医療福祉大学医学部精神医学に在職。

吉岡美佐緒（よしおか　みさお）
精神科医。
京都大学医学部卒。北野病院神経精神科勤務を経て，2005 年よりロンドン大学精神医学研究所・モーズレイ病院の摂食障害ユニットに留学中。

過食症（かしょくしょう）サバイバルキット
——ひと口（くち）ずつ，少（すこ）しずつよくなろう——

2007 年 2 月 20 日　発行
2018 年 1 月 30 日　二刷

著　者　ウルリケ・シュミット
　　　　ジャネット・トレジャー
訳　者　友竹正人（ともたけまさひと），中里道子（なかざとみちこ），吉岡美佐緒（よしおかみさお）
発行者　立石正信
発行所　株式会社　金剛出版
　　　　〒 112-0005　東京都文京区水道 1-5-16
　　　　電話 03-3815-6661　振替 00120-6-34848

印刷・製本　三報社印刷

ISBN978-4-7724-0953-7　C3011　Printed in Japan　©2007

モーズレイ摂食障害
支援マニュアル

当事者と家族をささえるコラボレーション・ケア

［編］＝J・トレジャー　U・シュミット　P・マクドナルド

［訳］＝中里道子　友竹正人

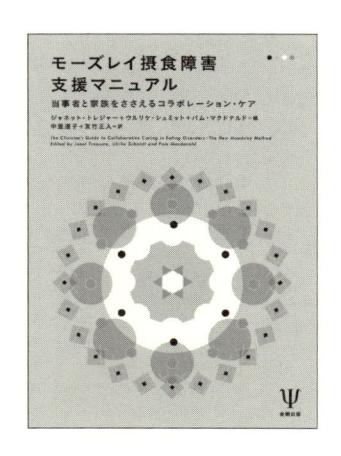

摂食障害治療者は，価値判断をせずに患者と向き合い，
家族と患者の共同治療参加を促し，5ステージの変化を支えていく。
やがて家族は変わるにつれて，患者も主体的に変化へのステップを選び取る。
家族共同治療ユニットとしての「CRAFT」（コミュニティ強化と家族訓練），
変化の技法としての「動機付け面接」を駆使した，
英国モーズレイ摂食障害ユニット発・摂食障害治療マニュアル決定版。

●A5判　●上製　●380頁　●定価 **5,400**円＋税
●ISBN978-4-7724-1366-4 C3047

拒食症サバイバルガイド
家族，援助者，そしてあなた自身のために

［著］=J・トレジャー　［訳］=傳田健三　北川信樹

●A5判　●上製　●200頁　●定価 **3,000**円＋税
● ISBN978-4-7724-0653-6 C3011

摂食障害からサバイバルするために，
本人，家族と専門家が協力して立ち向かっていくための
至極のガイドブック。

摂食障害の最新治療
どのように理解しどのように治療すべきか

［編著］=鍋田恭孝

●A5判　●並製　●224頁　●定価 **3,200**円＋税
● ISBN978-4-7724-1292-6 C3011

摂食障害治療のエキスパートが，
「治療ガイドライン」にはない現場の血の通ったアプローチを紹介する
新たな定本となる一冊。

肥満の認知行動療法
臨床家のための実践ガイド

［著］=Z・クーパー他　［監訳］=小牧　元

●A5判　●並製　●310頁　●定価 **4,400**円＋税
● ISBN978-4-7724-0934-6 C3047

認知行動療法の技法を肥満の治療プログラムに取り入れ，
治療の段階ごとに動機づけ・援助の方法を示した
治療に携わるすべての分野の専門家のために書かれた臨床ガイド

青少年のための自尊心ワークブック
自信を高めて自分の目標を達成する

［著］=L・M・シャープ　［訳］=高橋祥友

●B5判　●並製　●240頁　●定価 **2,800**円+税
●ISBN978-4-7724-1579-8 C3011

心の危機にある青少年が自尊心を育み，
自己洞察を深めるための明解な40の対処法（スキル）を示した
懇切丁寧なセルフガイドブック。

PTSD・物質乱用治療マニュアル
「シーキングセーフティ」

［著］=L・M・ナジャヴィッツ　［監訳］=松本俊彦　森田展彰

●B5判　●並製　●500頁　●定価 **6,000**円+税
●ISBN978-4-7724-1600-9 C3011

PTSDと物質乱用に対する効果的な心理療法が，
「シーキングセーフティ」という原則にもとづく
25回のセッションを通して示される。

CRAFT 依存症患者への治療動機づけ
家族と治療者のためのプログラムとマニュアル

［著］=J・E・スミス　R・J・メイヤーズ　［監訳］=境 泉洋，原井宏明，杉山雅彦

●B5判　●並製　●300頁　●定価 **3,800**円+税
●ISBN978-4-7724-1270-4 C3011

現在最も強力な薬物・アルコール依存症治療プログラム
"CRAFT"の全貌を公開！
治療者と家族のための実践マニュアル。